Rajveer Arora
Mamta Singh
Satish Karandikar

Mandíbulas reveladas: Navegando na complexidade das lesões mistas

Rajveer Arora
Mamta Singh
Satish Karandikar

Mandíbulas reveladas: Navegando na complexidade das lesões mistas

Lesões mistas dos maxilares

ScienciaScripts

Imprint

Cover image: www.ingimage.com

This book is a translation from the original published under ISBN 978-620-8-06469-3.

Publisher:
Sciencia Scripts
is a trademark of
Dodo Books Indian Ocean Ltd. and OmniScriptum S.R.L publishing group

120 High Road, East Finchley, London, N2 9ED, United Kingdom
Str. Armeneasca 28/1, office 1, Chisinau MD-2012, Republic of Moldova, Europe
Printed at: see last page
ISBN: 978-620-8-15214-7

Índice

INTRODUÇÃO 2

REVISÃO DA LITERATURA 6

CLASSIFICAÇÃO DAS LESÕES MISTAS DOS MAXILARES 21

DESCRIÇÃO DE CADA LESÃO 26

LESÕES MISTAS PERICORONAIS 47

Lesões mistas radiolucentes-radiopacas que não estão necessariamente em contacto com os dentes 74

CONCLUSÃO 133

REFERÊNCIAS 136

INTRODUÇÃO

As lesões da mandíbula e dos ossos faciais são bastante frequentes e desenvolvem-se devido a uma variedade de causas, sendo a infeção e a inflamação a causa mais comum. As lesões dos maxilares podem ser genericamente classificadas como quistos, tumores odontogénicos, tumores benignos não odontogénicos, lesões inflamatórias, neoplasias malignas não odontogénicas e lesões metabólicas e genéticas.

O aspeto radiográfico e a apresentação clínica destas lesões permitem-nos excluir os quistos e talvez todas as restantes lesões radiolúcidas. As doenças metabólicas e genéticas dos maxilares podem ser excluídas através de uma história clínica, exame físico e análises laboratoriais adequados.

As lesões podem ser totalmente radiolúcidas, homogeneamente radiopacas, ou mistas, radiolúcidas e radiopacas. Os termos radiolucente e radiopaco dependem relativamente da densidade e espessura das estruturas adjacentes e da técnica radiográfica utilizada.

As estruturas anatómicas normais e os estados patológicos que produzem imagens radiolúcidas e radiopacas mistas nas radiografias constituem um desafio particular, uma vez que podem ser produzidas por uma grande variedade de condições normais e patológicas.[1]

Várias das lesões radiolúcidas-radiopacas deste grupo representam fases intermédias no desenvolvimento ou maturação de lesões mais opacas; ou seja, uma entidade patológica específica pode começar como uma lesão osteolítica, que se apresenta como uma radiolucência na radiografia. 1

Durante o seu desenvolvimento, podem formar-se focos de material calcificado dentro da área osteolítica e, quando estes focos se tornam suficientemente grandes e mineralizados, tornam-se radiograficamente aparentes. A maturação ou mineralização continua frequentemente até que a maior parte da lesão, com a possível exceção de um fino rebordo radiolúcido, se torne opaca. 1

Um aspeto misto radiolúcido-radioopaco pode resultar da presença de dois ou mais tecidos com densidades radiográficas diferentes, graus variados de maturação do tecido mole inflamatório dentro da lesão e reabsorção localizada e aposição de novo osso dentro ou ao redor da lesão. Este aspeto pode indicar osteomielite, lesão fibro-óssea imatura ou tumor2.

No exame histológico, todas as lesões na fase radiolúcida-radiopaca contêm áreas calcificadas de tecido duro ou material mineralizado não descrito. Em alguns casos, as radiopacidades são turvas e mal definidas, e o exame microscópico mostra que não são produzidas por material calcificado, mas por compostos densos de tecido fibroso. Esse efeito é ainda mais pronunciado quando a lesão é grande e causa uma expansão vestibulolingual da mandíbula. 1

No entanto, a resposta do osso a algum estado extrínseco ou a uma doença óssea franca pode causar esclerose sem um estágio osteolítico inicial radiograficamente aparente. A influência do estado de doença no osso é então ligeira, e o efeito primário é a estimulação da atividade osteoblástica, resultando numa esclerose. Estas regiões esclerosadas aparecem normalmente como radiopacidades dentro de osso de aparência normal. 1

Muitas lesões que ocorrem na mandíbula têm uma aparência radiográfica semelhante e muitas vezes é difícil diferenciá-las. A idade do doente, a localização da lesão, a relação com o dente e as estruturas adjacentes, as margens da lesão, as caraterísticas internas, tais como o padrão de mineralização, a reação periosteal, as alterações dos tecidos moles associadas e os pormenores clínicos relevantes, ajudam a limitar o diagnóstico diferencial. As lesões dos maxilares, especialmente as uniloculares, são difíceis de diagnosticar devido à sua aparência radiográfica semelhante.

As radiografias permitem ao profissional de medicina dentária identificar muitas condições que, de outra forma, poderiam passar despercebidas e ver condições que não podem ser identificadas clinicamente e obter uma grande quantidade de informações sobre os dentes e o osso de suporte, ajudando assim o dentista a chegar a um diagnóstico correto e a prestar um tratamento de qualidade aos pacientes.3

No passado, a interpretação da radiografia dentária era um privilégio exclusivo dos médicos dentistas e dos cirurgiões maxilo-faciais. Desde a inclusão da radiografia panorâmica em muitos serviços de radiologia e a utilização mais generalizada de modalidades de imagiologia transversal, como a TAC e a RM, uma variedade destas lesões também pode ser observada incidentalmente na prática radiológica geral. Por outro lado, o radiologista é frequentemente consultado para orientar o clínico na seleção do procedimento de imagiologia mais adequado e para sugerir um diagnóstico ou um diagnóstico diferencial razoável, quando estas lesões são detectadas no exame clínico ou numa radiografia padrão.

A radiografia simples é utilizada como modo de avaliação inicial. Os exames de imagem transversais, como a TC e a RM, são úteis na caraterização dos tecidos, avaliando a extensão do envolvimento dos tecidos moles extra-ósseos e do envolvimento ósseo em termos de expansão cortical, reabsorção ou destruição, osteosclerose e calcificação, ajudando assim na avaliação pré-operatória. A RM é superior à TC na diferenciação entre lesões císticas e sólidas e na definição da extensão da infiltração dos tecidos moles e da medula óssea em lesões agressivas dos maxilares.

O padrão radiológico de algumas lesões é tão caraterístico que não são necessários procedimentos diagnósticos invasivos adicionais. No entanto, outras lesões partilham caraterísticas clínicas, radiológicas e patológicas que se sobrepõem, dificultando o diagnóstico.2

Assim, as caraterísticas imagiológicas de cada lesão ajudam no diagnóstico diferencial de lesões radiolúcidas radiopacas mistas.

REVISÃO DA LITERATURA

L.R. Eversole, CE Stone, D. Strub (1984)4 apresentaram quarenta e um casos de osteomielite esclerosante crónica e osteopetrose periapical focal com observações comparativas sobre os padrões radiográficos e a distribuição das lesões de acordo com a localização. Estas lesões reactivas exibem cinco padrões distintos que incluem opacificações focais periapicais, lesões em alvo, radiolucências, configurações multiconfluentes e opacificações com reabsorção radicular concomitante. Enquanto que na osteomielite esclerosante crónica pode ser detectada uma origem irritativa, a causa da osteopetrose periapical focal permanece enigmática.

Luciano Lauria Dib et al (1996)5 realizaram um estudo para avaliar os aspectos ultrassonográficos de 72 lesões intraósseas dos maxilares e identificar a utilidade desse tipo de exame. O principal objetivo da ultrassonografia foi reconhecer o conteúdo da lesão antes do tratamento cirúrgico e, após o exame histopatológico, foram classificados quatro grupos de lesões: lesões com conteúdo sólido, líquido, líquido denso e misto. O exame ultrassonográfico inicial foi concordante com os achados histopatológicos em 24 (92,3%) casos com conteúdo sólido, 17 (73,9%) casos com conteúdo líquido

7 (7,7%) casos com conteúdo líquido denso e 13 (92,8%) casos com conteúdo misto. Este estudo propôs a utilização da ultrassonografia como exame complementar para lesões intraósseas dos maxilares. Se um componente líquido for identificado na ultrassonografia, um procedimento cirúrgico deve ser realizado imediatamente e, se uma lesão com componente sólido for identificada, deve-se

devem ser objeto de biopsia para exame histopatológico e diagnóstico final antes da cirurgia definitiva.

Adriano Piattelli (1996)6 relatou um caso de fibroma ossificante numa mulher de 37 anos que foi encaminhada porque uma radiografia panorâmica tinha mostrado uma lesão radiolúcida e bem definida no ápice de um bicúspide inferior. A lesão era parcialmente radiolúcida com pequenas áreas radiopacas. Foi realizada uma apicoectomia com obturação retrógrada de amálgama, e a lesão foi facilmente enucleada do osso circundante. Ao exame histopatológico, observaram-se espículas de ossos revestidas por um rebordo de osteoblastos imersos num estroma fibroso, o que sugeriu tratar-se de um fibroma ossificante. A conclusão deste estudo foi que a lesão pode ser facilmente confundida com uma lesão muito mais comum, como um granuloma periapical ou um quisto radicular. O fibroma ossificante pode ser facilmente tratado por curetagem, mas como foram observadas recidivas, um acompanhamento cuidadoso é obrigatório.

Albert M. Manganaro, James R. Ragno, Vasiliki Karlis (1997)7 apresentaram um relato de caso de uma menina de 14 anos de idade com queixa de dor e inchaço na região do canino mandibular direito, que aumentava progressivamente de tamanho. Radiograficamente, uma lesão radiopaca bem circunscrita de 1,8 cm, delimitada por uma linha radiolúcida na parassínfise mandibular, com córtex lingual intacto e perfuração do córtex labial, causando deslocamento do incisivo lateral, canino e primeiro pré-molar. O exame histopatológico revelou estroma fibroblástico em padrão espiralado com ilhas de tecido ósseo vital e corpos esféricos mineralizados, sugestivos de lesão fibroóssea benigna, compatível com fibroma cemento-ossificante central. Este estudo concluiu que o fibroma cemento-ossificante central

O fibroma ossificante é uma neoplasia e tem de ser excisado e o tratamento envolve, na maioria das vezes, a enucleação, mas a ressecção pode justificar-se no caso de lesões de grandes dimensões.

Radojica Drazic e Arsa J. Minic (1999)8 apresentaram um relato de caso de displasia cemento-óssea focal num homem de 19 anos de idade encaminhado para tratamento de uma lesão periapical na região do primeiro pré-molar superior direito. O paciente era assintomático e, ao exame clínico, apresentava um primeiro pré-molar superior direito cariado, previamente tratado. Radiograficamente, apresentava uma radiolucência periapical unilocular bem definida, com pequenas radiopacidades. O diagnóstico provisório de granuloma periapical foi feito devido à associação com um dente com polpa necrótica. Foi realizada uma apicoectomia e obturação ortógrada. Ao exame histopatológico, verificou-se que a lesão apresentava fragmentos de tecido fibroso composto por fibroblastos fusiformes e fibras de colagénio, com numerosos vasos pequenos e numerosas calcificações ósseas e cementárias irregulares, nitidamente demarcadas do osso pré-existente adjacente, o que deu o diagnóstico de FCOD. O relatório concluiu que a ocorrência associada a um dente com polpa necrótica apresenta um dilema diagnóstico que só pode ser resolvido após excisão cirúrgica e exame histopatológico.

Bernaerts et al (2004)9 apresentaram um artigo que mostra as caraterísticas imagiológicas que podem ajudar no diagnóstico (diferencial) das lesões. Em muitos casos, a caraterização radiológica é típica (osteoma, enostoma, displasia fibrosa, doença de Paget), evitando a necessidade de confirmação histológica invasiva adicional, mas outras lesões podem partilhar caraterísticas clínicas, radiológicas e caraterísticas patológicas. Nestes casos, a correlação do diagnóstico histopatológico com os achados clínicos e as caraterísticas imagiológicas é da maior importância para um diagnóstico correto.

J Zhang et al (2006)[10] realizaram um estudo para analisar 41 casos de mixomas odontogénicos em radiografias convencionais. O objetivo deste estudo é oferecer as suas visões raras e analisar as caraterísticas das aparências radiográficas. Os mixomas odontogénicos apresentavam aparências radiográficas variáveis que foram divididas em seis tipos: Tipo I - unilocular; Tipo II - multilocular (incluindo padrões em favo de mel, bolha de sabão e raquete de ténis); Tipo III - envolvimento do osso alveolar local; Tipo IV - envolvimento do seio maxilar; Tipo V - destruição osteolítica e Tipo VI - uma mistura de destruição osteolítica e osteogénese. Este estudo concluiu que o mixoma odontogénico tem aparências radiográficas variáveis e este sistema de classificação ajuda-nos a compreender melhor as aparências radiográficas do mixoma odontogénico nas radiografias convencionais.

Marwah et al (2006)[11] apresentaram um relato de caso de um rapaz de 8 anos com hemangioma central do corpo mandibular esquerdo com caraterísticas clínicas vagas, mas com um quadro radiográfico e histológico caraterístico de hemangioma central. O caso ilustrava muitos aspectos caraterísticos do hemangioma central, incluindo a história clínica do paciente: (1) história clínica; (2) achados de exame; (3) exame radiográfico e de varredura. Radiograficamente, um diagnóstico diferencial de ameloblastoma, hemangioma cavernoso, lesão de células gigantes, cisto e mixoma poderia ser feito devido à aparência caraterística de explosão solar. O presente caso ilustra muitos aspectos que são caraterísticos do hemangioma central, incluindo (1) história clínica;

(2) resultados do exame; (3) exame radiográfico e de varrimento. A ressecção cirúrgica e a reconstrução óssea foi o tratamento de escolha devido a múltiplos factores, tais como: (1) tamanho da lesão; (2) potencial de crescimento da criança; e (3) acessibilidade da lesão. Devido às suas graves consequências, os hemangiomas devem ser sempre considerados no diagnóstico diferencial e devem ser tomadas as devidas precauções no estabelecimento do diagnóstico final antes de qualquer tratamento cirúrgico.

R Tanaka e T Hayashi em (2008)[12] realizaram um estudo para discutir o curso patológico da osteomielite crónica da mandíbula através da comparação dos achados de TC e histopatológicos, e também para argumentar a utilidade do exame de TC na avaliação da osteomielite crónica. Neste estudo, foram obtidas imagens de TC entre 1997 e 2004 de 62 lesões em

Foram revistos retrospetivamente 60 doentes com osteomielite crónica envolvendo a mandíbula e os achados de TC do osso afetado foram classificados em três padrões: padrão de defeito ósseo, padrão de vidro fosco e padrão de osso compacto. Em 7 das 62 lesões, foram selecionadas imagens de TC e amostras histopatológicas para obter uma comparação lado a lado, a fim de esclarecer quais as caraterísticas histopatológicas que reflectem esses três padrões de achados de TC. Este estudo concluiu que estes três padrões são significativos na avaliação do processo do curso da osteomielite crónica e que a TC é útil para compreender as complexas condições patológicas da osteomielite mandibular crónica.

M.T. Brazão-Silva et al (2010)[13] apresentaram um relato de caso de um caso raro de ES da mandíbula numa menina de 4 anos de idade, que tinha sido previamente diagnosticado e tratado erradamente como um abcesso dentário. No exame clínico, foi observada uma massa expansiva dura e imóvel de 5 cm de diâmetro no lado esquerdo da mandíbula. O exame radiográfico revelou uma lesão radiolúcida com limites mal definidos e ampla destruição da tábua óssea vestibular. Microscopicamente,

o tumor era composto por pequenas células redondas monótonas que exibiam imunorreactividade para CD99, vimentina e pancitoqueratina. O doente foi submetido a quimioterapia multiagente com ifosfamida, carboplatina, etoposido, vincristina, ciclofosfamida e doxorrubicina (regime VAC/ICE). No entanto, após o primeiro ciclo de quimioterapia, o doente faleceu devido a infeção disseminada. Este caso elucida a importância do conhecimento profissional dos aspectos relevantes do sarcoma de Ewing.

Alsufyani e Lam (2011)[14] relataram uma análise retrospetiva de gráficos dos achados clínicos e radiográficos da displasia cemento-óssea dos maxilares em 118 pacientes. Relataram uma incidência de 82,9% em mulheres com uma faixa etária de 13-73 anos; 72,2% dos pacientes eram assintomáticos; 78,8% das lesões foram classificadas como displasia cemento-óssea periapical; e os restantes 21,2% foram classificados como displasia cemento-óssea florida. Radiograficamente, 81,4% das lesões localizavam-se na mandíbula (91,5% eram bem definidas), 72% eram lesões mistas radiolúcidas e radiopacas, 61,4% eram radiopacidades densas, semelhantes a cemento; e 92,1% apresentavam espaço normal para o ligamento periodontal, com

77,6% tendo a lâmina dura intacta. O estudo concluiu que a maioria dos casos de OD/COD ocorreu em mulheres na quinta década de vida, e a maioria dos casos era assintomática. Era mais provável que se apresentassem como lesões solitárias, mas também ocorriam em associação com quistos ósseos simples ou osteomielite.

Rajat bhandari et al (2012)[15] relataram um caso de displasia cemento-óssea focal numa mulher de 25 anos de idade, que apresentava inchaço e dor na região mandibular direita, simulando um quisto residual. Exame clínico

O exame histopatológico revelou uma tumefação firme e bem definida na região do primeiro molar mandibular em falta e, radiograficamente, apresentava-se radiolucente com bordos bem corticados. O exame histopatológico revelou tecido conjuntivo fibroso em proliferação, com celularidade moderada, vascularização rica e hemorragia, intercalado com trabéculas de osso tecido e material semelhante a cemento, sugestivo de FCOD. Concluíram que é imperativo fazer um diagnóstico diferencial judicioso do FCOD, uma vez que é invulgar encontrá-lo no local da extração anterior como um quisto residual.

Amir Eskandarloo, Faezeh Yousefi (2013)[16] relataram um caso de displasia cemento-óssea periapical numa mulher iraniana de 45 anos de idade que se apresentou para consulta de implantes. Antes da inserção do implante, foi efectuada uma TCFC que mostrava uma lesão mista radiolúcida e radiopaca localizada nos ápices dos incisivos inferiores, que se estendia do lado mesial do incisivo lateral mandibular direito ao lado distal do incisivo lateral mandibular esquerdo. Com a utilização da TCFC, foi possível avaliar o estado da lesão relativamente às placas corticais vestibular e lingual, o que pode não ser possível nas radiografias convencionais, e a discriminação da PCOD de outras lesões que exibem calcificação interna semelhante seria mais exacta.

Duygu Yazicioglu et al (2013)[17] relataram um caso de displasia cemento-óssea focal numa mulher de 52 anos de idade, apresentada para reabilitação protética de dentes pré-molares e molares esquerdos extraídos. O exame clínico revelou uma queixa de dor incómoda significativa na região posterior esquerda da mandíbula, mostrando uma lesão radiopaca mal definida 2-3 mm acima do canal mandibular. O exame histopatológico revelou uma lesão óssea compacta e densa de tipo cimento

A sua natureza sólida e localização posterior facilitam o diagnóstico diferencial. Este relatório concluiu que o exame histológico e radiográfico é importante para o diagnóstico diferencial do FCOD e o tratamento inclui o acompanhamento a longo prazo de lesões assintomáticas ou a excisão cirúrgica se estiver planeada uma reabilitação com implantes dentários para a região desdentada parcial da mandíbula afetada.

Mohanty S et al (2013)[18] efectuaram uma análise retrospetiva para documentar e discutir as caraterísticas, o tratamento efectuado e o resultado de 25 casos histologicamente comprovados de fibromas ossificantes dos ossos maxilares operados por um único cirurgião durante um período de 10 anos e concluíram que a enucleação é preferível em lesões pequenas e bem demarcadas.
A curetagem deve ser efectuada em lesões relativamente grandes com limites mal definidos, que não envolvam o osso basal da mandíbula ou perfuração da cortical.

A ressecção deve ser reservada para casos agressivos e extensos com envolvimento do osso basal ou perfuração das corticais.

Kristine M. Mosier (2015)[19] no seu artigo lesions of the jaw resume a variedade de lesões benignas e malignas comuns que afectam os maxilares e que dão origem a processos de aspeto cístico ou esclerótico. A compreensão da relação entre os diferentes tecidos de origem e as respetivas anomalias fisiopatológicas associadas permite uma abordagem mais simplificada do diagnóstico diferencial e assegura uma melhor gestão dos doentes

Karine Silva et al (2017)[20] realizaram uma análise retrospetiva de biópsias de mandíbula em adultos jovens. Um estudo de 1599 casos no Sul do Brasil e concluíram que : Um total de 18.181 análises histopatológicas foram realizadas durante o período do estudo, registrando 1.599 lesões de mandíbula em adultos jovens. A média de idade dos indivíduos foi de 24,59 anos (DP 3,1). Novecentas e noventa e uma (62%) lesões foram encontradas no sexo feminino e 608 (38%) no sexo masculino. Mais de metade das patologias eram lesões quísticas de origem odontogénica (822/51,4%), seguidas de inflamação periapical (282/17,6%). Relativamente ao local das lesões, mais de metade ocorreu na mandíbula posterior (877/54,8%), seguida da maxila posterior (339/21,2%). As entidades mais frequentes foram o cisto periapical, o granuloma periapical crônico, o folículo pericoronário e o cisto paradentário, correspondendo a um total de 1.202 (75,2%) casos avaliados. Em relação à análise de concordância entre o diagnóstico clínico e histológico, o índice Kappa geral foi de 0,5, considerado moderado. Por fim, os achados confirmam dados da literatura sobre as patologias maxilares mais frequentes em adultos jovens e servem de auxílio para medidas preventivas de algumas entidades.

Vinay Kharsan et al (2018)[21] relataram um caso de fibroma ossificante de grandes dimensões do osso maxilar, que dizia O fibroma ossificante (FO) é classificado como, e comporta-se como, uma neoplasia óssea benigna. É frequentemente considerado como um tipo de lesão fibro-óssea (FOL). Pode afetar tanto a mandíbula como a maxila, especialmente a mandíbula. Este tumor ósseo consiste num tecido fibroso altamente celular que contém quantidades variadas de osso ou cemento, semelhante a tecido calcificado. O presente caso é um relato invulgar de fibroma ossificante central envolvendo o lado esquerdo da mandíbula numa doente de 18 anos de idade, que se apresentou no departamento com uma tumefação dura e indolor. A lesão foi tratada por ressecção cirúrgica e reconstrução.

Wei-yu Mao et al (2020[22] na sua investigação sobre a comparação das caraterísticas radiográficas e da precisão de diagnóstico das lesões intra-ósseas dos maxilares em radiografias panorâmicas e TCFC concluiu que a TCFC demonstrou um maior número de caraterísticas de imagem das lesões intra-ósseas dos maxilares em comparação com a PAN, especialmente nas regiões anteriores de ambos os maxilares e na maxila. A precisão do diagnóstico é melhorada com a TCFC em comparação com a PAN, especialmente para lesões na maxila. Os radiologistas têm maior confiança quando utilizam a TCFC.

B. Lal et al (2021)[23] no seu artigo Role of Carnoy's solution as treatment adjunct in jaw lesions other than odontogenic keratocyst: a systematic review said that review focused on evidence and efficacy of the use of CS in aggressive benign jaw lesions other than OKC. No entanto, a literatura sugeriu a sua utilização em algumas lesões benignas da mandíbula durante 3-5 minutos. No entanto, não pode ser universalizado como adjuvante em lesões benignas da mandíbula, uma vez que apenas estão disponíveis provas limitadas sob a forma de estudos não controlados. Os autores recomendam a realização de um estudo prospetivo e aleatório controlado com uma amostra grande e um acompanhamento mais longo em lesões individualizadas para a melhor estratificação do uso do CS.

CLASSIFICAÇÃO DOS QUISTOS

(OMS 1992)

Classificação dos quistos epiteliais dos maxilares

Odontogénico-

Quistos de desenvolvimento

- Quisto folicular
- Cisto de erupção
- Cisto gengival
- Cisto periodontal lateral
- Cisto odontogénico glandular

Quistos inflamatórios

- Quisto radicular: apical, lateral, residual
- Cisto periodontal

Quistos não odontogénicos

- Cisto do ducto nasopalatino
- Cisto nasolabial

CLASSIFICAÇÃO DOS TUMORES ODONTOGÉNICOS

(OMS EM 2005)

Tumores malignos

carcinomas odontogénicos

- ameloblastoma maligno
- carcinoma ameloblástico: tipo primário
- carcinoma ameloblástico: tipo secundário (desdiferenciado), intraósseo
- carcinoma ameloblástico: tipo secundário (desdiferenciado), periférico
- carcinoma primário intraósseo de células escamosas: tipo sólido
- carcinoma primário intraósseo de células escamosas derivado de um tumor odontogénico queratocístico
- carcinoma primário de células escamosas intraósseo derivado de um quisto odontogénico
- carcinoma odontogénico de células claras
- carcinoma odontogénico de células fantasma

sarcomas odontogénicos

- fibrossarcoma ameloblástico (sarcoma ameloblástico)
- fibrodentossarcoma ameloblástico e fibro-odontosarcoma

Tumores benignos

epitélio odontogénico maduro, estroma fibroso sem odontogénico ectomesênquima

- ameloblastoma: tipo sólido/multicístico
- ameloblastoma: tipo extra-ósseo/periférico
- ameloblastoma: tipo desmoplásico
- ameloblastoma: tipo unicístico
- tumor odontogénico escamoso
- tumor odontogénico epitelial calcificante (tumor de Pindborg)
- tumor odontogénico adenomatóide
- tumor odontogénico queratocístico

epitélio odontogénico com ectomesênquima odontogénico, com ou sem formação de tecido duro

- fibroma ameloblástico
- Iibrodentinoma ameloblástico (dentinoma)
- fibro-odontoma ameloblástico
- odontoma
    - odontoma: tipo complexo
    - odontoma: tipo composto
- odontoameloblastoma
- cisto odontogénico quístico calcificante
- tumor dentinogénico de células fantasma

mesênquima e/ou ectomesênquima odontogénico com ou sem epitélio odontogénico

- fibroma odontogénico
- mixoma odontogénico / mixofibroma
- Cementoblastoma

Lesões ósseas

fibromas ossificantes (fibroma cemento-ossificante)

displasia fibrosa

displasias ósseas

- displasia cemento-óssea

lesão central de células gigantes (granuloma)

querubismo

quisto ósseo aneurismático

quisto ósseo simples

Outros tumores

tumor neuroectodérmico melanótico da infância

CLASSIFICAÇÃO DAS LESÕES MISTAS DOS MAXILARES

(Branco e Goaz)

Solitário

- Tumor odontogénico adenomatóide tardio
- Fibro-odontoma ameloblástico
- Sarcoma osteogénico
- Condrossarcoma
- Odontoma cístico
- Tumor odontogénico epitelial calcificante
- Fibroma ossificante ou cimentante

Múltiplos

- Displasia cementária periapical
- Metástases osteoblásticas

LESÕES RADIOLUCENTES-RADIOPAQUE MISTAS (Wood e Goaz em 1997)1

Lesões Radiolucentes-Radiopacas Mistas Associadas a Dentes

LESÕES MISTAS PERIAPICAIS

- CALCIFICAÇÃO DA COROA DE UM DENTE EM DESENVOLVIMENTO
- RAIZ DO DENTE COM OSTEÍTE RAREFEITA
- OSTEÍTE DE RAREFACÇÃO E DE CONDENSAÇÃO

- DISPLASIA CEMENTOÓSSEA PERIAPICAL (FASE INTERMÉDIA)
- FIBROMA CEMENTOOSSIFICANTE

RARIDADES

- Cisto odontogénico calcificante
- Cementoblastoma - fase intermédia
- Corpos estranhos
- Generalizada (displasia cementoóssea florida, doença de Paget)
- Odontoma - estágio intermediário
- Osteomielite crónica

LESÕES MISTAS PERICORONAIS

- ODONTOMA - FASE INTERMÉDIA
- TUMOR ODONTOGÉNICO ADENOMATÓIDE
- CISTO ODONTOGÉNICO CALCIFICANTE
- FIBROODONTOMA AMELOBLÁSTICO
- TUMOR ODONTOGÉNICO EPITELIAL CALCIFICANTE

RARIDADES

- Fíbrodentinoma ameloblástico
- Folículos dentários hiperplásicos calcificantes
- Fíroma odontogénico central
- Odontoma quístico "Eruption sequestrum" (sequestro de

erupção)

- Cicatrização pós-cirúrgica

Lesões mistas radiolúcidas e radiopacas que não estão necessariamente em contacto com os dentes

- CICATRIZAÇÃO DO LOCAL DA CIRURGIA
- OSTEOMIELITE CRÓNICA
- OSTEORADIONECROSE
- DISPLASIA CEMENTOÓSSEA FOCAL
- DISPLASIA FIBROSA
- DOENÇA DE PAGET - ESTÁDIO INTERMÉDIO
- FIBROMAS CEMENTOOSSIFICANTES
- SARCOMA OSTEOGÉNICO
- CARCINOMA METASTÁTICO OSTEOBLÁSTICO
- CONDROMA E CONDROSSARCOMA
- HEMATOMA SUBPERIOSTEAL OSSIFICANTE
- AMELOBLASTOMA DESMOPLÁSICO

RARIDADES

- Tumor odontogénico adenomatóide
- Fibrodentinoma ameloblástico
- Iibroodontoma ameloblástico
- Ameloblastoma (esclerose periférica)
- Tumor odontogénico epitelial calcificante

- Cisto odontogénico calcificante
- Hemangioma central
- Osteomielite esclerosante difusa
- Sarcoma de Ewing
- Displasia cementoóssea florida
- Hamartoma intraósseo
- Fibroma ossificante juvenil
- Doença das células de Langerhans (histiocitose idiopática)
- Linfoma do osso
- Tumores malignos com osteomielite sobreposta

Odontodisplasia

- Mixoma odontogénico
- Odontoma (intermediário)
- Osteoblastoma (intermédio)
- Osteoma osteoide

LESÕES DA MANDÍBULA COM UM REBORDO RADIOLUCENTE

(Hamed Mortazavi et al em 2015)[24]

Displasia cemento-óssea periapical

Displasia cemento-óssea focal

Displasia cemento-óssea florida

Fibroma cemento-ossificante

Osteoma osteoide

Osteoblastoma

Odontoma composto

Odontoma complexo

Cementoblastoma

DESCRIÇÃO DE CADA LESÃO

DISPLASIA CEMENTOÓSSEA PERIAPICAL

A displasia cemento-óssea periapical (PCOD) tem sido descrita como um FOL reativo ou displásico na área dentária, presumivelmente de origem no ligamento periodontal[25] ou de etiologia desconhecida. A Organização Mundial de Saúde (OMS), na sua Tipagem Histológica de Tumores Odontogénicos (1992), referiu-se à PCOD como displasia cementária periapical (PCD)[20] e classificou a PCD como um tipo de displasia cemento-óssea no âmbito das lesões ósseas não neoplásicas. Outros nomes para a PCOD encontrados na literatura são: cementoma, displasia cementária perirradicular, displasia fibrosa perirradicular, osteofibrose perirradicular[2] 7, displasia fibrosa periapical[26] e displasia fibrosa periapical osteofibrose.[2] 8 Em 1956, Hamilton B.G. Robinson descreveu lesões semelhantes como displasia óssea periapical.[29]

Incidência:

0,5 % em 889 mulheres negras de meia-idade escolhidas aleatoriamente. 1

Apresenta-se em adultos jovens e de meia-idade. A idade média registada é de 39 anos. Verifica-se uma elevada proeminência do género, com mais de 90% dos casos a ocorrerem em mulheres. Existe também uma predominância racial. A maioria dos casos ocorre em negros. Os asiáticos também são afectados, mas em menor grau. Uma minoria dos casos ocorre em brancos.

Caraterísticas clínicas:

- Os dentes associados são sempre vitais.
- A dentição e a mucosa sobrejacente não são afectadas pelas alterações

ósseas.

Não há sintomas e os dentes permanecem vitais apesar das alterações no osso de suporte.

À medida que as alterações na POD se tornam mais extensas, pode ocorrer a expansão das corticais vestibular e lingual. Somente nesses casos as alterações podem ser observadas clinicamente. Não ocorre deslocamento dentário.

- Proliferação de tecido conjuntivo a partir da membrana periodontal.

Caraterísticas histológicas:

- Uma matriz fibroblástica, moderadamente vascular, que contém um número variado de zonas calcificadas de cemento ou osso, ou cemento e osso em combinações variáveis.

Caraterísticas radiográficas:

Estas lesões podem ser divididas radiograficamente em três fases: [30]

1. Estágio osteolítico: Uma radiolucência bem definida no ápice de um dente.
2. Estágio cementoblástico: Uma lesão que é parcialmente radiolúcida e parcialmente radiopaca, com um núcleo central denso.
3. Fase inativa madura: transformação numa massa radiopaca mineralizada

rodeada por uma zona radiolúcida.

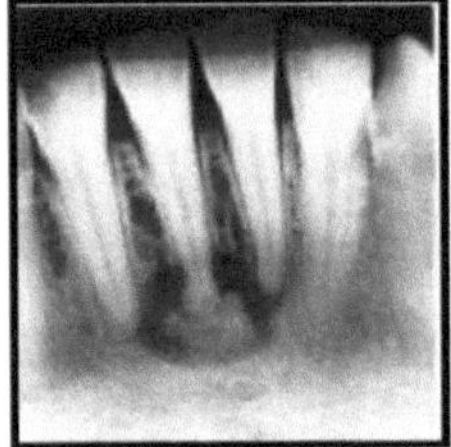 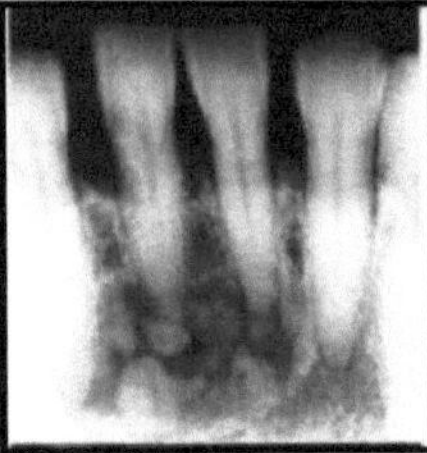 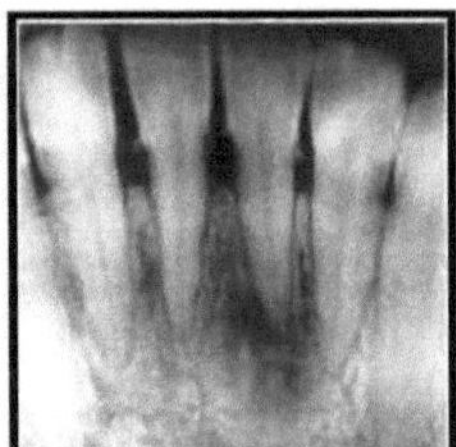

O aspeto dessas lesões é variável e depende principalmente do tempo. Nos estágios iniciais, padrões radiolúcidos são identificados nas regiões periapicais do osso alveolar, o que altera a aparência radiográfica do padrão típico de fixação dos dentes adjacentes ao osso alveolar. As lesões radiolucentes resultantes assemelham-se muito aos padrões radiolucentes periapicais observados num abcesso dentoalveolar crónico.

Entretanto, nesses casos de DPO precoce, geralmente não há sinais de necrose pulpar e não há história de trauma associada. Outro achado interessante é que essas lesões nem sempre estão centradas junto aos ápices anatômicos dos dentes adjacentes. O advento da tomografia computadorizada de feixe cônico (TCFC) permitiu uma melhor localização dessas lesões, demonstrando a falta de centralidade nos ápices anatômicos radiculares. Nesses casos, essas lesões podem ser mais vestibulares ou linguais, ou ocorrer ao longo dos aspectos laterais do ápice anatómico.

Com o tempo, a mineralização começa a ocorrer dentro do tecido fibroso e aparecem áreas radiopacas dentro da matriz. A descrição deste padrão específico é a de um padrão misto radiolucente-radiopaco. À medida que a doença continua a amadurecer, as áreas radiolúcidas diminuem e pode ser observado um padrão radiopaco mais denso e homogéneo.

Gestão

A POD pode ser considerada uma doença auto-limitada. Não se espera que as alterações no osso ao longo da vida exijam tratamento devido ao crescimento excessivo do osso, como acontece numa verdadeira neoplasia.

No entanto, a POD pode predispor os doentes a potenciais problemas de sequestro ósseo e osteomielite de baixo grau devido a qualquer doença periapical ou periodontal concomitante ou trauma de um procedimento cirúrgico, como a colocação de um implante ósseo final em forma de raiz. Estes problemas surgem devido ao reduzido fornecimento de sangue em relação à matriz óssea tecida acelular densa. Como mencionado anteriormente, com o tempo, é de esperar que o POD aumente de tamanho devido ao rebordo radiolucente, que é normalmente de natureza osteoide. medida que isto ocorre e o fornecimento de sangue diminui ainda mais em relação à massa óssea, as infecções periapicais ou periodontais adjacentes podem tornar-se mais difíceis de tratar.

Uma questão de restauração frequente surge muitas vezes em situações em que existe um rebordo alveolar edêntulo e os implantes dentários estão a ser considerados como uma opção de tratamento.

Embora a colocação de implantes dentários não seja especificamente contra-indicada, o fornecimento de sangue comprometido à mandíbula anterior compromete o prognóstico da prótese

tratamento com implantes. O risco de insucesso do implante pode ser mais elevado porque, à medida que o padrão radiopaco na área de osteointegração se torna mais denso, menor é a probabilidade de ocorrer osteointegração. No entanto, não é possível estabelecer um prognóstico definitivo e cada caso deve ser considerado numa base individual. Utilizando os padrões actuais de consentimento informado, os pacientes devem ser informados e advertidos de que existe um maior risco de peri-implantite e de fracasso do implante. Os pacientes devem ser informados deste facto e estar dispostos a aceitar este risco.

Diagnóstico diferencial:

- Osteíte rarefeita em combinação com osteíte condensante
- Osteomielite crónica
- Displasia fibrosa
- Coroas calcificadas,
- Fibroma cementoossificante,
- defeito ósseo calcificante pós-cirúrgico,
- odontoma (fase intermédia),
- lesões mistas pericoronais justapostas,

- sarcoma osteogénico,
- condrossarcoma
- carcinoma osteoblástico metastático.

FIBROMA CEMENTO-OSSIFICANTE

A última classificação da Organização Mundial de Saúde considera o fibroma ossificante como uma neoplasia osteogénica constituída por tecido fibroso contendo quantidades variáveis de material mineralizado semelhante a osso ou cemento.[31]

Trata-se de uma verdadeira neoplasia do osso e, devido a esta designação, tem potencial para um crescimento benigno descontrolado e ilimitado. Outros nomes para esta lesão incluem fibroma cimentante e fibroma ossificante.

No entanto, é difícil estabelecer uma identificação histológica específica do cemento. As estruturas mineralizadas amorfas acelulares identificadas na lesão são variações de osso amorfo e padrões mineralizados semelhantes que se acredita serem cemento também foram encontrados em fibromas ossificantes distantes dos maxilares. Por isso, o termo cemento deve ser evitado e o termo fibroma ossificante deve ser utilizado.[32,33]

Trata-se de um processo neoplásico pouco frequente que tem origem em elementos do ligamento periodontal.

Etiologia

- Em resposta a uma variedade de estímulos, as células do ligamento periodontal são capazes de produzir lesões compostas por cemento, osso lamelar, tecido fibroso ou qualquer combinação destes tecidos.

Local: O local mais comum é a mandíbula, principalmente na região dos pré-molares e molares.

Incidência:

- É mais frequente em adultos na casa dos 20 e 30 anos, embora o intervalo registado seja de 7 a 57 anos.
- Existe uma clara predileção pelo sexo feminino.
- Esta lesão tem a maior incidência em adultos jovens. É mais comum na mandíbula do que na maxila.
- Uma variação agressiva do fibroma ossificante ocorre na população pediátrica - o fibroma ossificante juvenil
- O seu nome deve-se ao seu crescimento rápido e ao seu grande tamanho.
- Existem dois tipos diferentes: o padrão trabecular e o padrão psammamatoide. A diferenciação entre estes dois tipos da variante juvenil não é discutida mais adiante.

Caraterísticas clínicas

- As lesões periapicais são basicamente redondas e bem marginadas, ocorrem como entidades solitárias; passam despercebidas quando pequenas; e frequentemente atingem um tamanho de 2 a 4 cm de diâmetro, expandindo os maxilares à medida que crescem.

- Em geral, estas lesões têm um crescimento lento e são geralmente assintomáticas até que a estética, as compressões sobre estruturas adjacentes ou a função dos maxilares sejam afectadas. Algumas lesões podem ter um padrão de crescimento mais rápido e agressivo, mas isso não é comum.

- A variante juvenil apresenta mais tipicamente um aumento rápido e desfiguração, e extensão para estruturas neurovasculares, espaços aéreos paranasais e a base do crânio.

Caraterísticas radiográficas

A maioria dos casos tem uma periferia bem definida com um bordo esclerótico. No entanto, se não estiver presente um bordo esclerótico, o contorno bem demarcado permanece consistente. A lesão pode apresentar diferentes graus de mineralização no seu conteúdo interno. Isto pode ser devido a variações nos padrões de mineralização ou meramente uma função do tempo. Quanto mais tempo a lesão se desenvolve e amadurece, maior é o grau de mineralização interna presente.

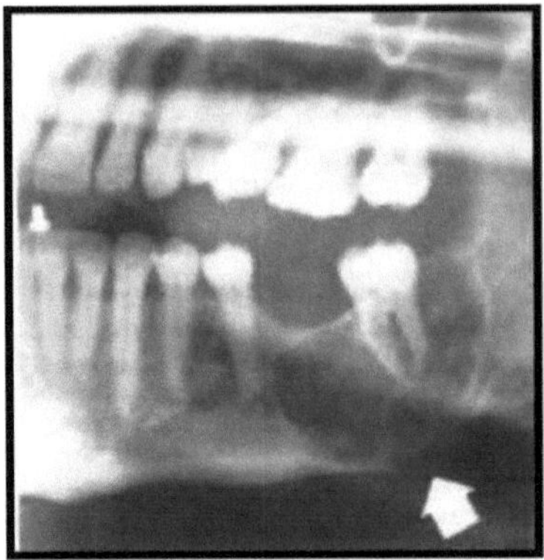

Gestão

Os fibromas cementoossificantes estão bem demarcados do osso circundante e, por conseguinte, são passíveis de enucleação.

Diagnóstico diferencial:

- Osteíte rarefeita em combinação com osteíte condensante
- Osteomielite crónica
- Displasia fibrosa
- Coroas calcificadas,
- Fibroma cementoossificante,
- defeito ósseo calcificante pós-cirúrgico,
- odontoma (fase intermédia),

- lesões mistas pericoronais justapostas,
- sarcoma osteogénico,
- condrossarcoma
- carcinoma osteoblástico metastático.

CALCIFICAÇÃO DA COROA DE UM DENTE EM DESENVOLVIMENTO

Aparece como uma radiolucência semelhante a um cisto. As pontas das cúspides são a primeira parte do dente em desenvolvimento a calcificar, assim que é depositado mineral suficiente na matriz das pontas das cúspides para as tornar radiograficamente aparentes, o dente em desenvolvimento pode ser reconhecido como uma radiolucência com focos radiopacos. 1

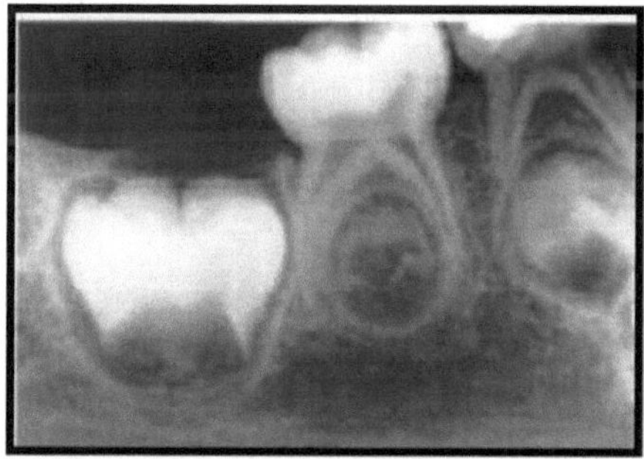

RAIZ DO DENTE COM OSTEÍTE RAREFEITA

As raízes retidas e as pontas das raízes são as radiopacidades anormais mais frequentemente encontradas nas regiões desdentadas dos maxilares.

Etiologia:

O canal radicular de uma raiz retida é frequentemente contínuo com a cavidade oral na sua extremidade coronal.

Assim, o canal radicular pode tornar-se o canal para a infeção. 1

Caraterísticas clínicas:

- Completamente assintomático ou pode queixar-se de dor ligeira ou inchaço intermitente.
- Quando a resistência do doente fica deprimida, uma infeção aguda pode produzir uma massa flutuante, dolorosa e de superfície lisa (abcesso).1

Caraterísticas histológicas:

No exame microscópico, uma secção transversal da raiz do dente está rodeada por granulação crónica.

Caraterísticas radiográficas:

A raiz retida é relativamente fácil de identificar quando a forma da raiz persiste com a sombra radiolúcida linear do canal radicular, uma porção do espaço da membrana periodontal e a lâmina dura circundante.

Noutros casos, quando o fragmento de raiz foi reabsorvido até certo ponto, o canal radicular não é discernível, a lâmina dura já não está presente e a inflamação crónica produziu uma rarefação do osso circundante. 1

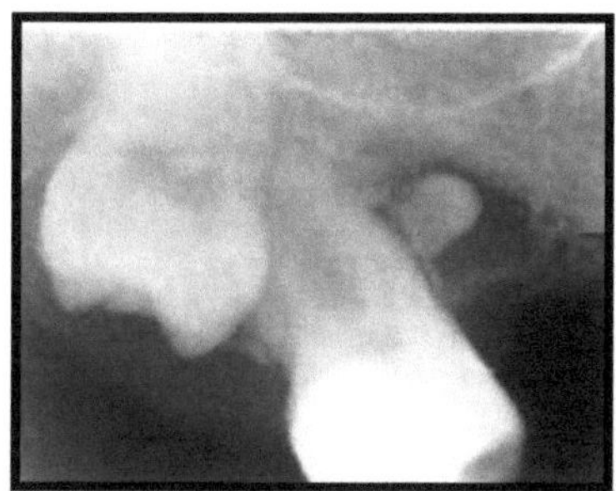

Diagnóstico diferencial:

As pontas das raízes com um aspeto atípico (parcialmente reabsorvidas, com o canal radicular e a lâmina dura obstruídos) e rodeadas por osteíte rarefeita podem ser confundidas com

- Displasia cementoóssea em fase intermédia
- Odontoma
- osteomielite crónica
- fibroma cementoossificante,
- sarcoma osteogénico
- condrossarcoma,
- carcinoma osteoblástico metastático.

Gestão

As pontas das raízes retidas que estão infectadas devem geralmente ser removidas, o tecido mole circundante enucleado, o defeito ósseo curetado e o tecido examinado microscopicamente.

OSTEÍTE DE RAREFACÇÃO E DE CONDENSAÇÃO

É mais frequente no ápice de um dente não vital ou de uma raiz retida.

Incidência :

9,5% numa população selecionada aleatoriamente.

Etiologia:

- A infeção crónica actua como fator irritante (provocando a reabsorção do osso) e como fator estimulante (produzindo osso denso), talvez como mecanismo de defesa para conter o problema local. 1

Caraterísticas clínicas:

- Completamente assintomático ou pode queixar-se de dor ligeira intermitente ou inchaço.
- Quando a resistência do doente fica deprimida, uma infeção aguda pode produzir uma massa flutuante, dolorosa e de superfície lisa (abcesso).1

Caraterísticas radiográficas:

- A reabsorção óssea ocorre em torno do ápice, onde os produtos irritantes da infeção crónica estão mais concentrados. Por outro lado, a aposição óssea ocorre na periferia da lesão rarefeita.

- Quando a infeção crónica tem um curso estável, observa-se uma radiopacidade bem definida e homogénea que circunscreve mais ou menos a radiolucência à volta da extremidade da raiz.

- Quando o curso da infeção crónica é pontuado por exacerbações agudas, o quadro radiográfico é menos ordenado e a esclerose mais difusa e menos homogénea.

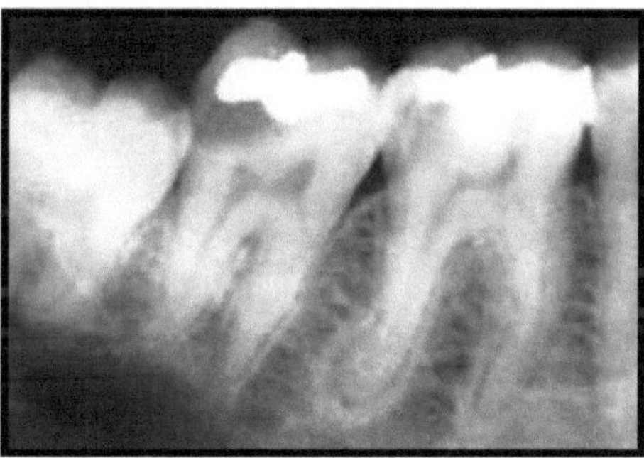

Gestão

As pontas de raiz retidas que estão infectadas devem geralmente ser removidas, o tecido mole circundante enucleado, o defeito ósseo curetado e o tecido examinado microscopicamente.

CEMENTOBLASTOMA

O Cementoblastoma Benigno é considerado uma neoplasia verdadeira de origem no tecido conjuntivo odontogénico. Embora seja uma neoplasia de crescimento lento, mantém um potencial de crescimento descontrolado e ilimitado. Ocorre predominantemente em indivíduos mais jovens, na segunda e terceira décadas, mas também pode ser observado mais tarde na vida. É também uma lesão predominantemente mandibular que afecta os dentes posteriores. A incidência é de 78% na mandíbula e 90% nos molares.[32] As ocorrências na maxila são raras. Há também alguns relatos de cementoblastoma benigno na dentição decídua.[34,3] 5 A ocorrência de múltiplos cementoblastomas benignos é rara, mas já foi relatada.[36,37] Não há uma forte predileção por sexo, embora em alguns casos tenha sido observada uma predileção pelo sexo masculino. A lesão origina-se na superfície da raiz e desloca o ligamento periodontal à medida que desenvolve um padrão de crescimento circunferencial a partir da superfície da raiz.

Apresentação clínica

O cementoblastoma é uma lesão assintomática que se manifesta inicialmente como um inchaço facial unilateral assintomático. Devido ao facto de ter frequentemente uma presença inócua, pode ser frequentemente detectado primeiro clinicamente através da alteração dos contornos faciais ou de um exame radiográfico.

Caraterísticas radiográficas

O cementoblastoma benigno apresenta-se como uma massa radiopaca que aumenta a partir da metade apical da superfície da raiz. Está ligado à raiz sem rompimento do periodonto

espaço do ligamento. Normalmente, o contorno da estrutura original da raiz é perdido como resultado da reabsorção da raiz e do desenvolvimento da massa tumoral. O tumor tem normalmente um padrão ovoide a circunferencial. A periferia é radiolúcida e muitas vezes parece ser o contorno rompido do espaço do ligamento periodontal. À medida que a lesão aumenta, expande as corticais adjacentes e causa afinamento e até reabsorção cortical.

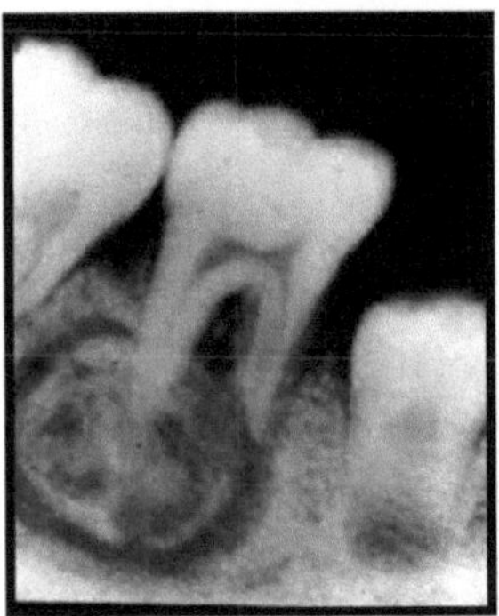

Gestão

O melhor tratamento para esta lesão é a enucleação com extração do dente afetado. Este tratamento tem a menor probabilidade de recorrência. Existem relatos de enucleação da lesão e retenção do dente afetado[38,39] mas a retenção do dente pode ter um mau prognóstico periodontal. Por isso, a decisão de reter o dente deve ser tomada caso a caso.

DISPLASIA ÓSSEA FLORIDA

A displasia óssea florida (Fl OD) foi descrita pela primeira vez por Melrose e colegas[40] e referiam-se a ela como displasia cemento-óssea florida. As lesões são geralmente extensas, tal como o termo "florida" implica. A incidência exacta é difícil de estabelecer, uma vez que se pensa que muitos casos não são notificados devido às apresentações variáveis e à falta de sintomatologia em muitos casos não notificados ou não documentados.[41,42]

Apresentação clínica

Em geral, a Fl OD predomina nas populações negras femininas, mas, em menor grau, também se encontra nas populações asiáticas e brancas femininas. Também foi descrito um padrão hereditário que pode, de facto, ser um tipo diferente de Fl OD com um padrão de hereditariedade autossómico dominante único.[41,42]

Caraterísticas radiográficas

Uma vez que estas lesões se desenvolvem com o tempo, existe uma gama variável de apresentação dependente da cronicidade do padrão. Os padrões iniciais de Fl OD apresentam padrões radiolúcidos que não são bem demarcados no osso alveolar de áreas portadoras de dentes. Com o passar do tempo, os contornos aumentam e as mineralizações opacificam gradualmente, com padrões variáveis de radiolucência-radiopacidade mista. À medida que estas lesões aumentam, estendem-se ao osso basal da maxila e da mandíbula. As formas dos padrões de mineralização variam de contornos difusos e lobulares que aumentam gradualmente ou coalescem para formar padrões mineralizados maiores. Foi relatado que o padrão de alargamento da lesão avascular

A mineralização pode explicar a tendência para a formação de quistos ósseos simples frequentemente observados na Fl OD.

O alargamento também está associado à expansão. Uma vez que estes aumentos ocorrem de forma benigna, podem atingir proporções demonstráveis antes de serem documentados como achados incidentais no exame clínico ou radiográfico.

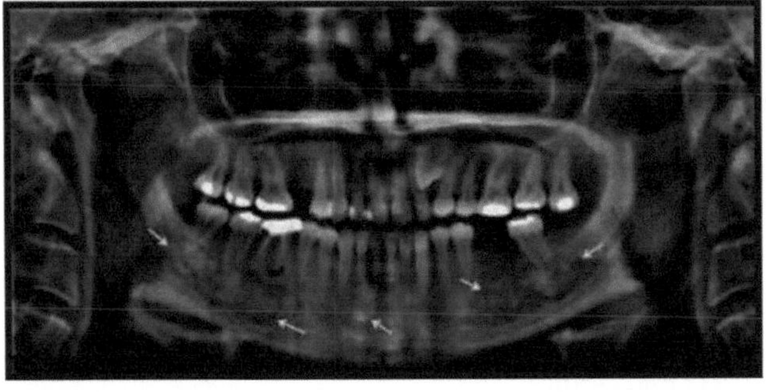

Caraterísticas histológicas

O tecido é constituído por fragmentos de tecido mesenquimal celular composto por fibroblastos fusiformes e fibras de colagénio com numerosos vasos pequenos. A hemorragia livre é tipicamente observada intercalada por toda a lesão. No interior deste tecido conjuntivo fibroso encontra-se uma mistura de osso tecido, osso lamelar e partículas semelhantes a cemento. À medida que a lesão amadurece e se torna mais esclerótica, a proporção de tecido conjuntivo fibroso para material mineralizado diminui. Com a maturação, as trabéculas ósseas tornam-se estruturas espessas e curvilíneas que, segundo se diz, se assemelham à forma das raízes de gengibre. Com a progressão para a fase radiopaca final, as trabéculas individuais fundem-se e formam massas lobulares compostas por lâminas ou glóbulos fundidos de material cemento-ósseo relativamente acelular e desorganizado.[33,43]

Gestão

Estas lesões são geralmente consideradas auto-limitadas. No entanto, devido à sua propensão para se expandirem e possivelmente desenvolverem quistos ósseos simples, a osteoplastia e a biópsia são frequentemente indicadas. Uma outra indicação de tratamento ocorre de forma semelhante na presença de traumatismo, quer devido a um aparelho mal ajustado crónico, quer devido a um evento agudo que inicia a inflamação e a infeção em resultado da fraca vascularização da matriz mineralizada. A extensão da infeção dentária também se agrava, e o desbridamento cirúrgico pode então ser indicado se o tratamento não cirúrgico não for eficaz.

Nalguns casos, o desbridamento do tecido necrótico infetado pode ser extenso, criando defeitos cirúrgicos que levam a uma gestão cirúrgica e protética difícil. O enxerto ósseo e os implantes têm sido bem sucedidos em casos difíceis.[44]

DIAGNÓSTICO DIFERENCIAL

- Osteomielite esclerosante crónica difusa (CDSO),
- displasia cementária periapical,
- displasia fibrosa

- Doença de Paget do osso

LESÕES MISTAS PERICORONAIS
ODONTOMA-INTERMÉDIO

ETAPA

É um tumor benigno que contém todos os vários tecidos componentes dos dentes. É o tumor odontogénico mais comum, representando 67% de todos os tumores odontogénicos.[45,46] O odontoma parece resultar de um brotamento dc células epiteliais extra odontogénicas a partir da lâmina dentária. Este aglomerado de células forma uma grande massa de tecido dentário que pode estar depositado numa disposição anormal, mas que consiste em esmalte, dentina, cemento e polpa normais.

O odontoma composto mais comum[45,46] compreende tecidos odontogénicos dispostos numa relação normal, e a estrutura resultante tem uma semelhança morfológica considerável com os dentes. Quando os componentes dentários estão menos bem organizados e não se formam estruturas semelhantes a dentes, a lesão é denominada *odontoma complexo.* Alguns tumores são uma combinação de ambos os tipos (ou seja, eles contêm não apenas múltiplas estruturas semelhantes a dentes, mas também massas calcificadas de tecido dentário em arranjo aleatório). Essas lesões são chamadas de *odontomas compostos-complexos.* Outro tipo, o odontoma ameloblástico, é um tumor pouco comum e representa o que o nome indica. O odontoma passa pelos mesmos estágios que um dente em desenvolvimento. Primeiro, há uma reabsorção do osso, de modo que a lesão é radiolúcida. Segue-se uma fase intermédia; devido à calcificação parcial dos tecidos odontogénicos, esta fase é caracterizada por uma imagem radiopaca radiolúcida. Este processo continua até à fase mais radiopaca, na qual a calcificação dos tecidos dentários está concluída.

Caraterísticas clínicas:

A queixa mais comum de um paciente com um odontoma está relacionada com o atraso na erupção de um dente permanente. No entanto, alguns odontomas não produzem sintomas acompanhantes e são descobertos num exame radiográfico de rotina.

Cerca de 62% da variedade composta ocorre na maxila, tendo uma predileção pela região incisivo-canina, mas sem tendência para o género.[47]

O odontoma complexo é mais comum na mandíbula, e aproximadamente 70% desses tumores estão localizados nas áreas do primeiro e segundo molares. Aproximadamente 68% dos odontomas complexos ocorrem em pacientes do sexo feminino.[47]

As lesões não são agressivas; embora a maioria meça entre 1 e 3 cm de diâmetro, ocasionalmente uma atinge um tamanho muito maior e causa uma extensa assimetria da mandíbula.

Um odontoma está frequentemente situado entre a coroa de um dente não irrompido e a crista da crista, bloqueando efetivamente a erupção do dente. Por esta e outras razões, o clínico deve assegurar radiografias da área quando a erupção de um dente estiver atrasada.

Caraterísticas radiológicas:

Nas radiografias, o odontoma composto de estágio intermediário aparece como uma lesão radiolúcida bem definida, contendo um número variável de secções transversais radiopacas (em forma de arruela) de dentes em desenvolvimento e sombras radiopacas ocas e longitudinais de dentes em desenvolvimento. O grau de calcificação e opacidade varia de estágio para estágio e de lesão para lesão. O odontoma complexo aparece nas radiografias como uma radiolucência bem definida com muitos focos radiopacos que variam muito em tamanho, forma e proeminência.

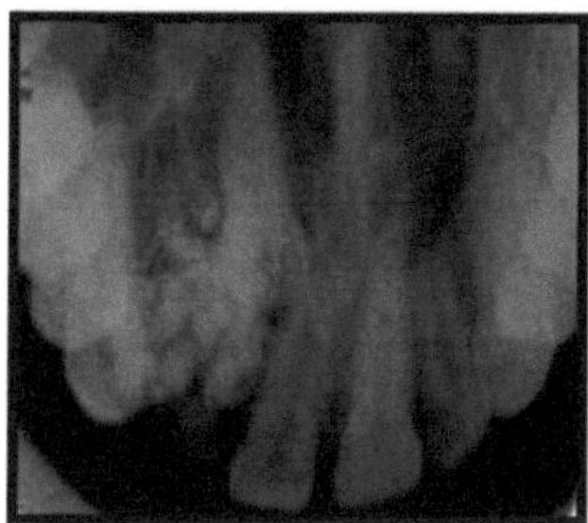

Caraterísticas histológicas:

A aparência microscópica do odontoma composto corresponde à estrutura histológica de dentes normais, enquanto o estágio intermediário de um odontoma complexo revela depósitos de dentina, esmalte, matriz de esmalte, cemento e tecido pulpar dispostos em uma relação completamente aleatória.

Gestão:

Devido à sua cápsula de tecido conjuntivo fibroso periférico, que é na realidade o folículo ou ligamento periodontal da estrutura dentária anómala, o odontoma é facilmente enucleado.

Este tratamento é curativo. No entanto, é necessário efetuar um exame pós-operatório periódico adequado para garantir a cura completa. O exame microscópico é especialmente necessário para assegurar o diagnóstico.

Diagnóstico diferencial

- cisto odontogénico calcificante (COC),
- tumor odontogénico adenomatóide (AOT) (estádio intermédio),
- tumor odontogénico epitelial calcificante (CEOT),
- defeito ósseo calcificante pós-cirúrgico,
- displasia fibrosa,
- osteíte rarefeita com osteíte de condensação,
- osteomielite crónica.

FIBRO-ODONTOMA AMELOBLÁSTICO

De acordo com a classificação de tumores odontogénicos da OMS, o AFO é definido como uma lesão semelhante ao fibroma ameloblástico, mas que apresenta alterações indutivas que levam à formação de dentina, bem como de esmalte. Alguns consideram esta lesão um odontoma complexo imaturo, enquanto outros não acreditam que estas duas entidades sejam a mesma.

Foi descrito pela primeira vez por Hooker em 1967, que diferenciou essa entidade do odontoma ameloblástico. Acredita-se que o odontoma ameloblástico tenha um comportamento clínico mais agressivo, semelhante ao do ameloblastoma, e um maior risco de recidiva, enquanto o fibro-odontoma ameloblástico é de natureza mais benigna, com menor probabilidade de invasão local e recidiva.

O fibro-odontoma ameloblástico é um tumor odontogénico relativamente raro que se caracteriza pela ocorrência simultânea de fibroma ameloblástico e de um odontoma complexo ou composto.[48]

Os fibroodontomas ameloblásticos são tumores odontogénicos mistos benignos que contêm cordões e ninhos de epitélio odontogénico e algum tecido odontogénico calcificado num estroma mixomatoso.

Incidência

As duas primeiras décadas de vida, com a idade média dos doentes a ser de 12 anos; a preponderância dos doentes é do sexo masculino (63%).

Representa 2% dos tumores odontogénicos.

Ocorre geralmente em indivíduos com menos de 20 anos de idade, com uma média de oito anos. Há uma ligeira predominância do sexo masculino.[48]

De acordo com Tsagaris, a idade média dos pacientes com fibro-odontoma ameloblástico é de 13 anos, com 73,3% dos casos ocorrendo em indivíduos com menos de 20 anos.

Os FAs e AFOs são tumores da infância e da adolescência; são um pouco mais comuns nos rapazes.

Sítio

A mandíbula tem uma incidência ligeiramente superior e o local mais comum é o

pré-molar e o molar 49

região[49]

Observou-se que a distribuição de acordo com a localização do fibroodontoma ameloblástico e do odontoma complexo dependia da idade, apresentando ambas as lesões um local de predileção mais posterior com o aumento da idade.[50]

Os AFOs mais pequenos são assintomáticos, enquanto os maiores provocam deformações nos ossos maxilares. A localização típica desses dois tumores é a região molar da mandíbula. O aparecimento na maxila é relativamente raro.

Caraterísticas histopatológicas

É composto por tecido calcificante organizado, incluindo esmalte, matriz esameloide, dentina e cemento, dentro de um estroma de tecido conjuntivo neoplásico semelhante a um fibroma.

Podem ser encontrados no tumor cordões epiteliais odontogénicos e ilhas semelhantes à lâmina dentária e ao órgão do esmalte.[48]

A AFO é constituída por 3 componentes:[51]

1) um estroma constituído por um tecido conjuntivo celular imaturo, semelhante à polpa dentária em formação;

2) um componente ectodérmico caracterizado por ilhas de epitélio compostas por células colunares ou cuboidais em paliçada na periferia e células frouxamente dispostas no interior

a porção central rodeada pelo estroma celular, e ocasionalmente separada deste por uma zona livre de células;

3) o componente mineralizado constituído por estruturas dentárias de forma irregular que consistem em dentina, esmalte e cemento.

As recidivas múltiplas de múltiplos procedimentos cirúrgicos parecem ser uma caraterística importante na transformação maligna de neoplasias odontogénicas benignas. Histologicamente, as lesões que se tornam malignas não diferem significativamente das lesões não agressivas. A única diferença foi que o estroma fibroso apareceu mais celular e não tão homogeneamente disperso por toda a lesão.[52]

Histologicamente, o FA não é um tumor altamente diferenciado; possui apenas elementos de tecido mole de origem epitelial e mesenquimal. Mantém estas caraterísticas e não apresenta um processo de maturação, mesmo numa fase posterior de extensão, ou em lesões recorrentes.

Caraterísticas radiográficas

Uma radiolucência unilocular ou multilocular bem circunscrita contendo quantidades variáveis de material radiopaco. Este material radiopaco tem uma radiodensidade comparável à da estrutura dentária. Por vezes, contém apenas uma quantidade mínima de material radiopaco, tornando-a translúcida radiograficamente.[49]

Localiza-se frequentemente numa posição pericoronal a um dente incluso e é inicialmente completamente radiolúcido, mas adquire focos radiopacos cada vez mais proeminentes à medida que os tecidos dentários duros no seu interior se mineralizam.

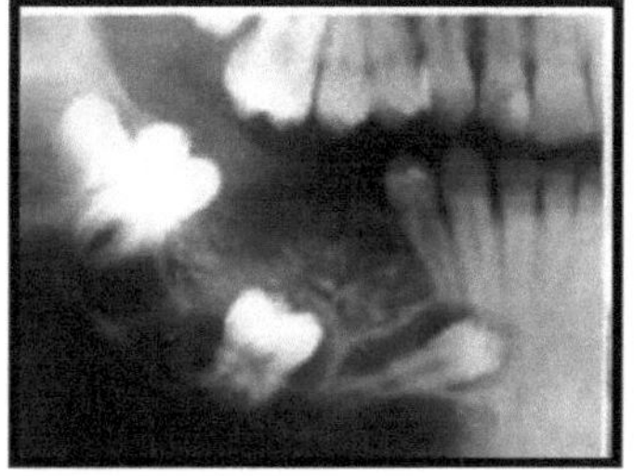
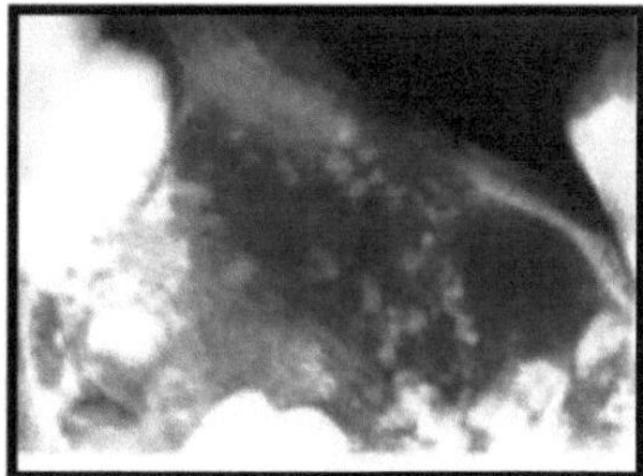

Tem uma aparência radiolúcida unilocular com opacidades irregulares ocasionais que se assemelham a pequenos dentes e está frequentemente associada a dentes deslocados não irrompidos.[48]

Nas radiografias, é mais provável uma aparência unilocular, embora não seja invulgar ver a sugestão de um padrão multilocular, com opacidades que podem assemelhar-se a uma estrutura semelhante a um dente ou a uma dispersão irregular de calcificações semelhantes a espículas.[53]

Diagnóstico diferencial

- Fibroma ameloblástico
- Odontoma em fase intermédia
- Cisto odontogénico calcificante
- Tumor odontogénico adenomatóide
- Tumor odontogénico epitelial calcificante.

Tratamento

Trata-se de um tumor benigno, bem encapsulado, que deve ser enucleado cirurgicamente. Apesar de não apresentar tendência para a recorrência, é necessário um acompanhamento.

O tratamento de escolha para a AFO é a cirurgia conservadora por enucleação juntamente com a remoção do dente não irrompido associado. O dente é facilmente removido do leito ósseo, uma vez que é bem circunscrito e possui pouca propensão a invadir o osso circundante.[49]

O tumor é uma lesão benigna e deve ser tratado cirurgicamente. A curetagem parece ser suficiente na maioria dos casos e a recorrência não é comum.[51]

O comportamento biológico dos fibro-odontomas ameloblásticos assemelha-se mais ao fibroma ameloblástico, menos agressivo, do que ao ameloblastoma, sendo suficiente a enucleação cirúrgica da lesão.[48]

Uma intervenção cirúrgica conservadora parece ser um tratamento adequado para a maioria dos casos; a remoção cirúrgica inadequada do tumor aquando do tratamento inicial pode resultar em recorrência.

O principal modo de terapia para o fibrossarcoma ameloblástico é a cirurgia. A recorrência após a terapia inicial acarreta um prognóstico mais grave e as tentativas cirúrgicas adicionais para controlar a neoplasia parecem ser mais paliativas do que curativas. A radioterapia não parece oferecer quaisquer benefícios significativos.

Existe alguma controvérsia relativamente ao tipo e extensão do tratamento necessário para erradicar estas lesões. O método preferido é a enucleação (incluindo os dentes envolvidos), seguida de tratamento mais radical em caso de recorrência. Dois casos de transformação maligna em fibrossarcoma ameloblástico foram relatados e isso deve ser considerado no plano de tratamento total e no acompanhamento. Sanders e colaboradores" relataram um caso em 1974 e alertaram para o facto de não se poder confundir este tumor com um simples arnelo-blastoma, podendo assim ser realizada uma grande cirurgia desnecessária.[53]

O fibro-odontoma ameloblástico é benigno, com pouca probabilidade de invasão local e recorrência. A enucleação é tratamento suficiente na maioria dos casos. Um dente impactado está normalmente associado a este tumor odontogénico e, por isso, é frequentemente extraído.

No entanto, Phillip, em 1982, relatou casos de Iibrodontoma ameloblástico associado a dente permanente impactado, em que o dente impactado não foi extraído e irrompeu em oclusão, não havendo recidiva do tumor. Entretanto, as caraterísticas da lesão não se alteraram. Esses achados sugerem que a retenção de dentes não irrompidos associados ao fibro-odontoma ameloblástico pode ser um procedimento útil.

O fibroma ameloblástico representa uma entidade separada que não evolui para uma lesão odontogénica mais diferenciada e que o fibro-odontoma ameloblástico é um odontoma complexo imaturo.[50]

Os fibroodontomas ameloblásticos (AFOs) podem ser considerados como hamartomas, que exibem componentes epiteliais, mesenquimais e abundantes componentes de tecido duro dos dentes em desenvolvimento

CISTO ODONTOGÉNICO CALCIFICANTE

O quisto odotogénico calcificante ou quisto de Gorlin, atualmente conhecido na Classificação de Tumores da OMS como tumor odontogénico quístico calcificante, é um tumor odontogénico benigno de tipo quístico que afecta mais frequentemente as áreas anteriores dos maxilares.

Incidência

É um tipo raro de quisto e é mais comum em pessoas na segunda ou terceira década de vida, mas pode ser observado em quase todas as idades.

Caraterísticas clínicas

O seu diâmetro é de 2 a 4 cm, podendo haver inchaço e dor. As expansões intra-ósseas podem produzir uma expansão óssea dura. Pode perfurar os ossos corticais e estender-se aos tecidos moles. Pode ser assintomática.

O seu revestimento epitelial tem a capacidade de induzir a formação de tecidos dentários na parede adjacente do c.t.

Histopatologia

Em geral, o epitélio observado é do tipo escamoso estratificado e tem 2-3 células de espessura. Além disso, são observadas áreas focais de células semelhantes a retículos estrelados e, perto da membrana basal, podem ser observadas células semelhantes a ameloblastos.

Cada tipo de COC apresenta caraterísticas especiais De três tipos:

1) Tipo 1A São observadas células fantasma e dentinóide

2) Tipo 1B Formação de tecidos calcificados no lúmen da parede do quisto, calcificação distrófica, proliferação de tecido semelhante a um fibroma ameloblástico.

3) Tipo 1C Pode ser observada uma proliferação semelhante a um ameloblasto no tecido conjuntivo e no lúmen do quisto.

Caraterísticas radiográficas

Nas fases iniciais de desenvolvimento, este quisto ou tumor é completamente radiolucente, mas mais tarde a radiolucência contém focos radiopacos dispersos. Quando ocorre numa posição de quisto dentígero, aparece como uma radiolucência pericoronal com focos radiopacos. 1

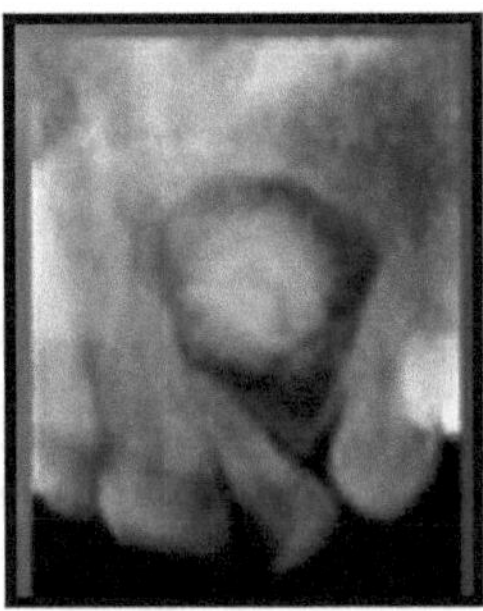

Nalguns casos, podem ser observadas radiolucências uniloculares e calcificações irregulares. Em um terço dos casos, um dente impactado está envolvido. Microscopicamente, existem muitas células que são descritas como "células fantasma", células epiteliais eosinofílicas alargadas sem núcleo.

Tratamento

Estas lesões são removidas cirurgicamente e raramente recorrem após a excisão.

TUMOR ODONTOGÉNICO ADENOMATÓIDE

Foi descrito pela primeira vez por Steensland em 1905. Em 1907, o AOT foi descrito como Pseudoadenoameloblastoma por Dreibladt. Stafne, em 1948, considerou o AOT como uma entidade distinta, enquanto outros acreditavam ser uma variante do ameloblastoma. Em 1969, Philipsen e Birn rejeitaram esta ideia e sugeriram o nome "tumor odontogénico adenomatóide". Em 1971, a Organização Mundial de Saúde (OMS) adoptou o termo "tumor odontogénico adenomatóide". Max e Stern, em 2003, cunharam o nome 'cisto odontogénico adenomatóide'. Vários termos como adenoameloblastoma, tumor adenomatóide ameloblástico, adamantinoma, epitelioma adamantino e odontoma teratomatoso foram usados antes do termo TOA.

O AOT é um tumor epitelial odontogénico que, muito provavelmente, é um hamartoma e não uma neoplasia. É um tumor pouco comum que pode passar por diferentes estágios de desenvolvimento. Representa aproximadamente 3% dos tumores odontogénicos e é um crescimento excessivo do desenvolvimento do tecido odontogénico que não está relacionado com o ameloblastoma.

Incidência

As AOT são observadas principalmente em mulheres na região anterior do maxilar. Também podem ocorrer noutros locais para além da região pericoronária. Estes representam 25% do número total.

Aproximadamente 95% ocorrem nas regiões anteriores dos maxilares (64% na maxila), e 72% estão associados a um dente impactado (mais frequentemente um canino). Aproximadamente 65%
das lesões ocorrem em mulheres e raparigas.[54]

Caraterísticas clínicas

É uma lesão benigna, indolor, não invasiva, de crescimento lento, que ocorre mais frequentemente em doentes entre os 10 e os 30 anos de idade.
O atraso na erupção de um dente permanente ou um inchaço regional dos maxilares pode ser o primeiro sintoma. A dor ou outros sinais neurológicos não são caraterísticos.

Caraterísticas radiográficas

Nas radiografias, o AOT é uma radiolucência semelhante a um quisto pericoronal que imita o aspeto radiográfico de um quisto dentígero. Na fase de maturação (que representa 65% das lesões), são observados focos radiopacos bem definidos.
1
Pode ocorrer como uma radiolucência bem circunscrita, ou pode conter focos radiopacos, onde o seu aspeto radiolúcido pericoronal é realçado.

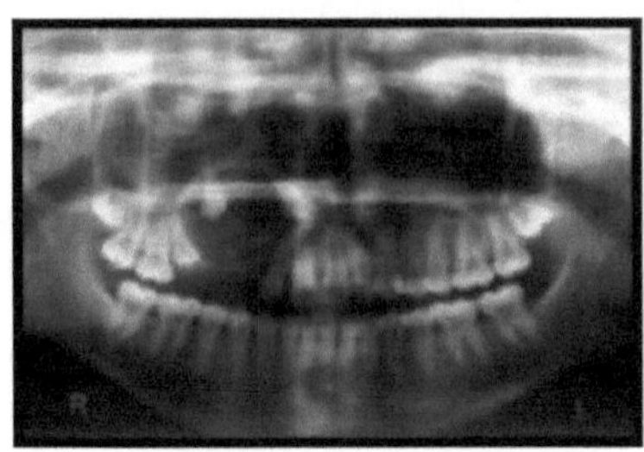

Caraterísticas histológicas

Todas as variantes de AOT apresentam uma histologia idêntica. A tipagem histológica da OMS define o AOT como um tumor do epitélio odontogénico com estruturas semelhantes a ductos e com vários graus de alteração indutiva no tecido conjuntivo. O tumor pode ser parcialmente cístico e, em alguns casos, a lesão sólida pode estar presente apenas como massas na parede de um grande cisto. Além disso, pode ser encontrado material eosinofílico, não calcificado e amorfo, designado por "gotículas tumorais". Alguns tumores A apresentam uma matriz homogénea, enquanto a maioria das gotículas tumorais revela placas densas em electrões. É interessante notar que existem alguns relatos de células pigmentadas no TAA. No entanto, todas estas lesões relatadas não apresentavam pigmentação visível macroscopicamente. A pigmentação racial desempenha provavelmente um papel importante nestes casos

No exame microscópico, estão presentes pequenos depósitos de material calcificado, dispersos sobre um fundo de células odontogénicas que formam cordões e redemoinhos de estruturas semelhantes a ductos e pseudoacilos.

Caraterísticas imuno-histológicas

Durante os últimos anos, foram publicados vários estudos sobre as propriedades imuno-histológicas do TAA. Imunohistoquimicamente, o fenótipo clássico do TEA é caracterizado por um perfil de citoqueratina (CK) semelhante ao cisto folicular e/ou epitélio oral ou gengival com base na coloração positiva com CK5, CK17 e CK19.[55] Por outro lado, o AOT clássico é negativo para CK4, 10, 13 e 18.

Recentemente, Crivelini et al. detectaram a expressão da citoqueratina 14 no AOT e concluíram que isso provavelmente indica a sua origem no epitélio dentário reduzido

que também é positivo para a coloração com anticorpos contra a citoqueratina 14. Também foram registadas reacções positivas para a amelogenina em áreas limitadas na AOT, bem como em ameloblastos e na matriz imatura do esmalte.

Curiosamente, Takahashi et al. observaram uma coloração positiva para proteínas de ligação ao ferro (transferência, ferritina) e inibidor de proteinase (alfa-antitripsina) em várias células de AOT, indicando o seu papel na patogénese da AOT. Finalmente, Gao et al. estudaram a expressão da proteína morfogénica óssea (BMP). Enquanto os fibromas cimentantes, os dentinomas e os odontomas compostos demonstraram uma reação positiva, todos os AOT, bem como os ameloblastomas e os tumores odontogénicos epiteliais calcificantes, foram negativos.

Tratamento e prognóstico

A enucleação cirúrgica conservadora é a modalidade de tratamento de eleição. Para os defeitos intra-ósseos periodontais causados pelo TEA, sugere-se a regeneração tecidular guiada com a técnica da membrana após a remoção completa do tumor. A recorrência do AOT é excecionalmente rara.[56] Apenas três casos em pacientes japoneses foram relatados em que ocorreu a recorrência desse tumor. Por conseguinte, o prognóstico é excelente.

TUMOR ODONTOGÉNICO EPITELIAL CALCIFICANTE

O tumor odontogénico epitelial calcificante (TCEC) foi introduzido pela primeira vez há quase 50 anos pelo Dr. J. J. Pindborg. Em 1992, a Organização Mundial de Saúde classificou-o como um tumor odontogénico benigno, que é exclusivamente epitelial no seu tecido de origem. Trata-se de um tumor benigno raro, mas localmente agressivo.

Incidência

Representa 1% dos tumores odontogénicos.

Sítio

O TCEO ocorre mais frequentemente entre os 20 e os 60 anos de idade, com uma média de cerca de 40 anos. Em 113 casos revistos por Franklin e Pindborg em 1976, os doentes variavam entre os 8 e os 92 anos de idade, com uma média de 40 anos. Em 2004, Cicconetti e colegas referiram que o tumor afecta mais frequentemente adultos na faixa etária dos 40 aos 60 anos, com um pico de incidência na quinta década, com uma distribuição igual entre os sexos.

A presença de um dente não irrompido associado ao TCEO pode ser observada em aproximadamente um terço dos casos, e quando analisada em conjunto com a idade média dos pacientes, reforça a evolução a longo prazo desses tumores Noventa e quatro por cento das lesões são centrais e intra-ósseas e 6% são extraósseas. O TCEO intraósseo apresenta uma relação de localização entre maxila e mandíbula de 1:2 e está localizado principalmente na região de pré-molares/molares. Metade dos casos está associada a um dente impactado. Cinquenta e dois por cento dos casos foram associados a dentes não irrompidos ou inclusos. Um achado semelhante foi observado no caso relatado em que o pré-molar estava incluso.

Caraterísticas clínicas

O CEOT pode levar à inclinação do dente, rotação, migração e/ou mobilidade secundária à reabsorção radicular. Esta lesão é frequentemente indolor e descoberta numa radiografia de rotina. Em alternativa, pode apresentar-se sintomaticamente como uma tumefação óssea expansiva, indolor, de crescimento lento, com reabsorção da cortical óssea e, finalmente, perfuração.

Caraterísticas radiográficas

é totalmente radiolúcido, simulando um cisto dentígero devido à sua relação com o dente impactado. Na segunda fase, começa a aparecer uma pequena calcificação intratumoral, que é caraterística, mas não diagnóstica. Os estágios finais estão associados à destruição óssea e à calcificação tumoral, dando-lhe um aspeto de favo de mel.

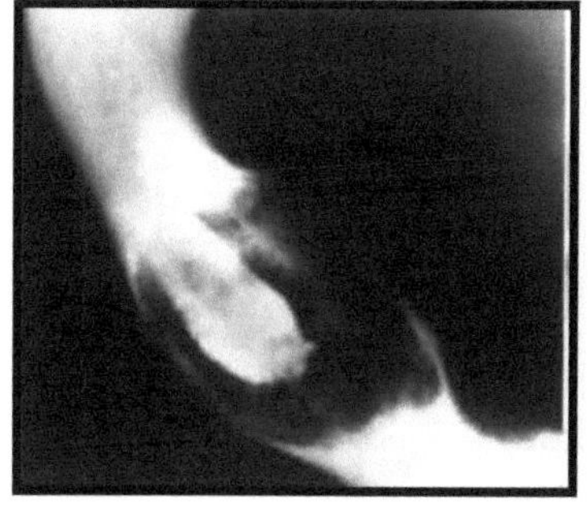
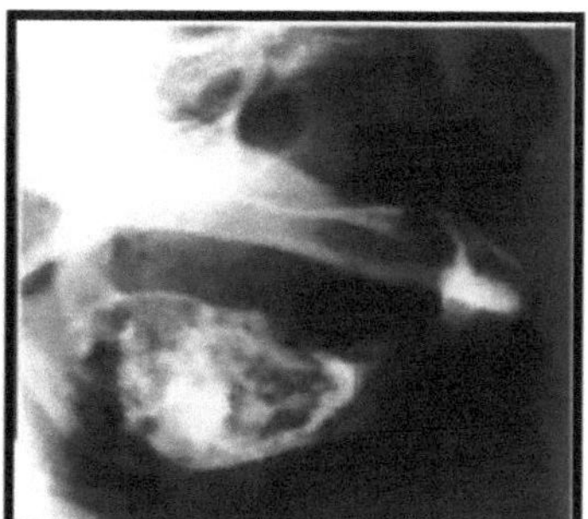

Pode ter vários aspetos radiográficos:

(1) uma radiolucência peri coronal,

(2) uma radiolucência pericoronal com focos radiopacos ,

(3) uma lesão mista radiolúcida e radiopaca não associada a um dente não irrompido,

(4) uma aparência de "neve conduzida", e

(5) uma radiopacidade densa (ocasionalmente).

As mais comuns são uma radiolucência pericoronal e radiopacidades difusas dentro de áreas radiolucentes.[57]

Caraterísticas histopatológicas

O diagnóstico de TCEO também se baseia no exame histopatológico que revela células neoplásicas poliédricas, com citoplasma eosinofílico abundante e finamente granular, com pleomorfismo nuclear e nucléolos proeminentes. A maioria das células está disposta em

massas semelhantes a folhas anastomosadas. Um material homogéneo eosinofílico extracelular com coloração semelhante à amiloide é caraterístico deste tumor com depósitos concêntricos de calcificação denominados Anel de Liesigang.

O perfil patológico e as variantes são caracterizados pela quantidade e distribuição de 3 elementos constantes: epitélio, amiloide e calcificação. A idade ao diagnóstico também varia de acordo com o aspeto microscópico, sendo geralmente mais jovem nos casos ricos em epitélio e mais velha nos casos amilóides

Tratamento

Foram sugeridas várias modalidades de tratamento cirúrgico e o plano de tratamento depende de vários factores, como o tamanho e a localização da neoplasia, o estado geral do doente e a competência do operador.

Pequenas lesões mandibulares intra-ósseas com limites bem definidos são tratadas por enucleação ou curetagem simples, seguida de remoção criteriosa de uma fina camada de osso adjacente ao tumor.[58]

Os tumores de grandes dimensões requerem uma abordagem agressiva através de ressecção segmentar, hemimandibulectomia e hemimaxillectomia, o que provoca descontinuidade óssea que requer procedimentos de reconstrução como enxertos ou osteogénese de distração.

Foi registada uma taxa de recorrência de 10-20% após tratamento conservador. A transformação maligna e as metástases são raras.[58]

Diagnóstico diferencial:

- Tumor odontogénico adenomatóide (AOT),
- quisto odontogénico calcificante (COC),
- Fibro odentoma ameloblástico (AFO),
- Odontoma.

FIBRODENTINOMA AMELOBLÁSTICO

O fibroma ameloblástico (FA) e as lesões relacionadas são definidos pela OMS como neoplasias compostas por epitélio odontogénico em proliferação, embebido num tecido ectomesenquimal celular que se assemelha à papila dentária e apresenta vários graus de alteração indutiva e formação de tecido duro dentário. Este grupo de lesões é também por vezes referido como tumores odontogénicos mistos e inclui normalmente o FA, o fibrodentinoma ameloblástico (AFD) e o fibroodontoma ameloblástico (AFO).[59]

É uma neoplasia controversa no que diz respeito à sua natureza biológica e diagnóstico histológico. Nesta classificação de tumores odontogénicos da OMS de 1992, o DFA é definido como uma neoplasia semelhante ao FA que também apresenta alterações indutivas que levam à formação de dentina. A DFA tem ocorrido predominantemente na região posterior da maxila e, especialmente, na região posterior da mandíbula. Geralmente está associada a dentes molares não irrompidos na infância.[60]

Philipsen et al. sugeriram que a FA e a AFD ocorrem em duas variantes (com histologia indistinguível). A primeira é uma lesão neoplásica que, se for deixada in situ, parece não amadurecer mais. A segunda variante é uma lesão hamartomatosa (não neoplásica) que parece ser capaz de se diferenciar em um fibroodontoma ameloblástico e amadurecer mais tarde em um odontoma complexo.[61] Clinicamente e patologicamente, AFO e AFD são quase iguais. No entanto, na classificação revista da OMS para os tumores odontogénicos, ambos os tumores foram considerados como entidades distintas. A presença de elementos germinativos do dente, por exemplo, esmalte e dentina em combinação, ou apenas dentina isolada, ajuda na diferenciação das duas lesões.[62]

CARACTERÍSTICAS RADIOGRÁFICAS

Radiolucência bastante bem delimitada com grau variável de radiopacidade, podendo estar associada a um dente não irrompido.[63]

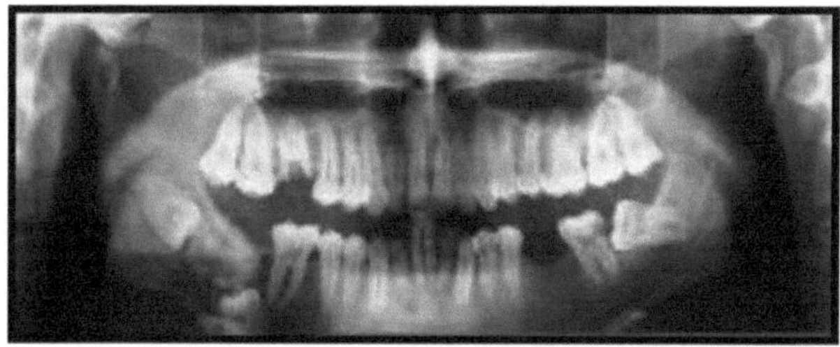

TRATAMENTO

Normalmente, recomenda-se uma abordagem conservadora para este tumor. [Uma vez que a lesão é benigna, a taxa de recorrência é muito baixa.

Lesões mistas radiolúcidas e radiopacas que não estão necessariamente em contacto com os dentes

CICATRIZAÇÃO DO LOCAL DA CIRURGIA

Frequentemente, quando as patologias benignas centrais foram removidas e as feridas cirúrgicas fechadas, a cicatrização primária ocorre através da ossificação do hematoma produzido cirurgicamente, que se transforma lentamente em "osso normal em condições favoráveis". Uma radiografia efectuada pouco tempo depois da cirurgia mostra uma radiolucência homogénea bem definida. Se a radiografia for efectuada depois de ter ocorrido alguma calcificação do hematoma, a radiolucência contém focos de padrões que progridem de vidro despolido para espiculado e trabecular. Cerca de 85% dos casos apresentam remodelação trabecular no prazo de 4 meses após a cirurgia Se a lesão for marginada, 97% apresentam uma redução parcial ou completa da marginação durante o terceiro mês. 1

O osso em cicatrização é normalmente remodelado para uma arquitetura normal sob a influência de tensões internas que induzem as forças mastigatórias. Quando a medula óssea ou lascas são implantadas como material de enxerto num defeito pós-cirúrgico, podem ser vistas muitas imagens radiopacas de formas e tamanhos variáveis na ferida radiolúcida. 1

Diagnóstico diferencial e tratamento

Uma história recente de uma lesão enucleada na área em questão deve estabelecer a identidade do defeito calcificante pós-cirúrgico. No entanto, o clínico deve sempre considerar a possibilidade de uma patose recorrente, especialmente quando a lesão inicial era agressiva. Em caso de dúvida, é necessário efetuar exames clínicos e radiográficos frequentes e cuidadosos. Esta precaução é recomendada para todos os casos cirúrgicos, mas é especialmente importante quando a lesão inicial é invasiva e destrutiva.

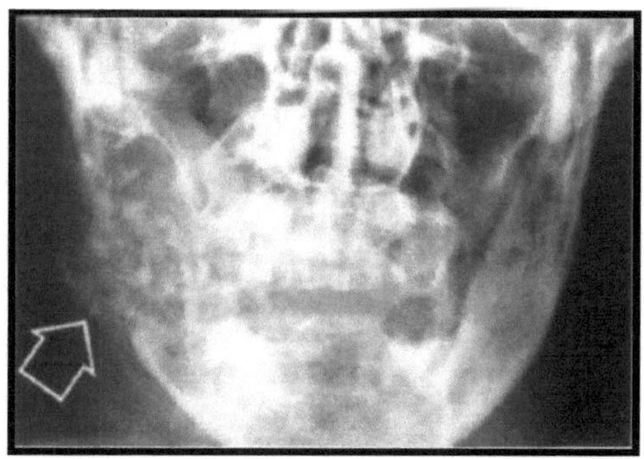

OSTEOMIELITE CRÓNICA

A osteomielite crónica pode resultar de uma regressão parcial da osteomielite aguda, ou pode surgir por si só e seguir um curso prolongado. A duração de um mês é arbitrariamente

utilizado para distinguir entre os tipos agudos e crónicos". Atualmente, a osteomielite é pouco frequente e raramente ocorre em pessoas saudáveis, uma vez que os factores predisponentes desempenham um papel importante nesta doença:

1. Condições hipóxicas do osso relacionadas com a redução da microvasculatura. (Isto ocorre na diabetes, anemia falciforme, doenças vasulares do colagénio, doença de Paget, osteopetrose e displasia cemento-óssea florida).
2. Estados de imunodeficiência como os observados na síndrome de imunodeficiência adquirida; leucemia; desnutrição; e administração prolongada de corticosteróides em doses elevadas
3. Outras doenças com baixa resposta de defesa, como a neutropenia e a quimioterapia. (Um insulto local à mandíbula, como trauma, cirurgia ou infeção odontogénica, pode desencadear osteomielite I nestes indivíduos pré-condicionados. Ocasionalmente, esses insultos podem produzir osteomielite em hospedeiros normais, mas a maioria dos casos ocorre em pacientes predispostos).

Nos casos estabelecidos, este processo infecioso cria uma barreira efectiva ao osso viável e à vascularização.

Os microrganismos são capazes de iniciar a trombose, e o coágulo produzido fornece um excelente meio de cultura para o crescimento adicional de agentes patogénicos. Isto também funciona como uma barreira de isolamento da resposta imunitária do hospedeiro, de todos os benefícios de um fornecimento de sangue já comprometido e dos antibióticos. O fluxo sanguíneo é geralmente aumentado no início da doença, enquanto que mais tarde, no estado crónico, há uma redução persistente.

A osteomielite dos maxilares é geralmente polimicrobiana, na sua maioria de origem odontogénica. As seguintes bactérias são frequentemente identificadas: estreptococos, *Bacteroides, Peptostreptococcus* e outros oportunistas.

À medida que o estado crónico é atingido, outros microrganismos, como *Actinomyces, Eikenella, Arachnia, Coccidioides, Mycohacterium tuherculosis* e *Klebsiella'* podem desempenhar um papel importante.

A osteomielite crónica pode produzir pelo menos cinco imagens radiográficas diferentes: uma radiolucência com bordos irregulares, uma radiolucência com um ou mais focos radiopacos, um aspeto salgado, uma radiopacidade densa e redundância cortical.

A história do doente, as caraterísticas clínicas e laboratoriais. E os processos fundamentais para o desenvolvimento dos quatro tipos de alterações ósseas são basicamente os mesmos.

A osteoradionecrose é uma doença do osso que tem algumas semelhanças com a osteomielite. Normalmente, existe uma radiolucência com grandes focos radiopacos ou talvez uma aparência de sal e pimenta.

O exame microscópico das lesões radiolucentes da osteomielite crónica mostra pequenas espículas de osso morto com lacunas vazias espalhadas pelo tecido necrótico.

As áreas radiolucentes contêm um número variável de linfócitos, plasmócitos, macrófagos e leucócitos polimorfonucleares. As pequenas sequestras de osso que são microscopicamente aparentes não são suficientemente grandes para serem vistas nas radiografias.

Caraterísticas clínicas

Embora a osteomielite possa ocorrer em qualquer idade, é pouco frequente nas primeiras três décadas, exceto na periostite proliferativa ou na presença de uma condição predisponente grave. Há um predomínio acentuado na mandíbula devido ao osso cortical mais denso e a uma maior frequência de fracturas. Para além disso, a maxila goza de um suprimento sanguíneo colateral mais generoso. Especialmente na região anterior. Há também uma predileção por doentes do sexo masculino, em parte devido ao osso mais denso e a uma maior incidência de traumatismos.

O exame clínico revela sinais de infeção, que podem incluir inflamação, sensibilidade, dor, inchaço, drenagem intra-oral e extra-oral dos seios paranasais, linfadenopatia regional, febre, leucocitose e aumento da taxa de sedimentação. O osso desnudado pode protrair-se de úlceras abertas da mucosa ou da pele. E pequenos fragmentos (sequestros) de osso podem ser libertados através destas úlceras. A drenagem na osteomielite crónica é carateristicamente intermitente e de volume modesto.

Radiograficamente, uma osteomielite aguda precoce não apresenta alterações ósseas devido ao seu rápido início. Em contrapartida, uma das imagens da osteomielite crónica é uma radiolucência de forma irregular com bordos irregulares e mal definidos. A lesão pode surgir num local de cirurgia recente ou numa linha de fratura em que possa existir uma não união. Neste caso, a lesão aparece frequentemente como uma radiolucência algo linear com bordos irregulares, possivelmente variando em largura à medida que segue a linha de fratura através do osso.

Muitas vezes, os bordos ósseos circundantes são mais densos do que o osso normal adjacente, reflectindo um grau de esclerose induzido pela infeção crónica. A cintigrafia óssea com difosfonatos marcados com tecnécio 99m é útil para dar mais pormenores sobre as lesões.

A tomografia por emissão de positrões que utiliza radioisótopos de compostos fisiologicamente activos, como a glucose, o amoníaco e o flúor, é ainda mais útil para ajudar a determinar

as várias margens de atividade metabólica. A osteomielite da mandíbula ocorre mais frequentemente no corpo porque as fracturas compostas ocorrem mais frequentemente neste segmento.

A contaminação intra-oral do local da fratura ocorre frequentemente em fracturas compostas e aumenta a probabilidade de desenvolvimento de osteomielite. As fracturas do ramo, do côndilo e do processo coronoide raramente são infectadas; raramente são compostas na mucosa ou na pele da fratura devido à cobertura espessa destes segmentos do maxilar inferior por músculos e outros tecidos. Além disso, a infeção odontogénica não atinge normalmente estas áreas, uma vez que estes abcessos ocorrem principalmente nas áreas dentárias dos maxilares.

Caraterísticas radiográficas

O aspeto radiográfico da osteomielite crónica é, na maioria das vezes, uma imagem mista radiolúcida e radiopaca. Em muitos casos, os limites são irregulares e mal definidos, mas noutros são bem definidos.

As áreas radiolucentes consistem normalmente em tecido de granulação infetado contendo áreas de necrose, fibrose ou ambas. As áreas radiopacas representam osso esclerosado, frequentemente não vital, sequestro, ou ambos.

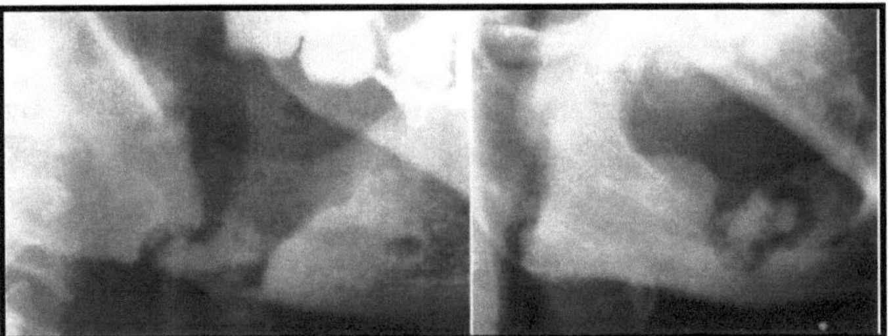

Gestão

É importante trabalhar com o médico do doente para controlar qualquer condição sistémica predisponente.

DIRECTRIZES DE TRATAMENTO DA OSTEOMIELITE

1. Interromper os focos infecciosos.

2. Desbridar quaisquer corpos estranhos, tecido necrótico ou sequestro.

3. Cultura e identificação de agentes patogénicos específicos para tratamento antibiótico definitivo.

4. Drenar e irrigar a região.

5. Iniciar antibióticos empíricos com base na coloração de Gram.

6. Estabilizar regionalmente o tecido calcificado.

7. Considerar tratamentos adjuvantes para melhorar a reperfUsão microvascular (normalmente reservados apenas para formas refractárias):

a. Trefinação (pode ser efectuada durante o desbridamento)

b. Descorticação (pode ser efectuada durante o desbridamento)

C. Retalhos vasculares (músculo)

d. Oxigenoterapia hiperbárica

8. Reconstruir, se necessário, após a resolução da infeção[64]

OSTEORADIONECROSE

A osteorradionecrose (ORN) é geralmente considerada como uma doença dos tecidos duros e moles após irradiação da região.

A ortovoltagem, tal como utilizada no passado, estreita os lúmens de arteríolas principalmente pequenas. Isto leva a um tecido hipovascular, hipocelular e hipóxico com uma capacidade reduzida de reparação normal. Este tecido e a mucosa sobrejacente podem romper-se, conduzindo a uma infeção superficial do osso desnudado.

Incidência

Os relatórios indicam que a incidência é geralmente de cerca de 4%. Um outro estudo indica uma taxa que pode atingir os 22%. Em média, a ORN desenvolve-se 12 meses após a conclusão da radioterapia, com uma variação de 2 semanas a 34 meses.

Caraterísticas clínicas

A doença pode ser assintomática na sua fase inicial se a mucosa sobrejacente permanecer intacta. Quando ocorre ulceração da mucosa superficial, a sensibilidade e a dor são uma queixa comum.

Caraterísticas radiográficas

A radiografia mostra uma lesão mista radiolúcida e radiopaca numa região significativa do maxilar num caso completo.

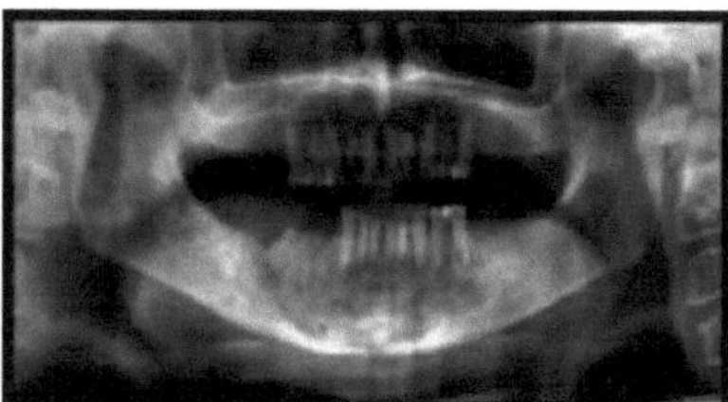

Prevenção e gestão

Os tecidos orais, especialmente os dentes e a periodontia, devem ser mantidos em excelente estado de saúde, se possível. A maioria dos autores recomenda a extração de dentes condenados pelo menos 10 a 14 dias antes do início da radiação.[65] Outro estudo indica que as extracções antes e depois podem produzir ORN, mas que a técnica atraumática é importante.

Os factores de risco para a ORN são a idade *avançada*, a dose elevada de radiação, o superfraccionamento e a combinação de cirurgia tumoral e quimioterapia com extração dentária traumática. Os exames ósseos com radionuclídeos são úteis para determinar a extensão da OR. A oxigenação hiperbárica tem sido uma modalidade de tratamento eficaz porque promove a angiogénese.

Recentemente. A ultrassonografia tem sido relatada como útil. Um plano de tratamento de desbridamento cirúrgico, ressecção de tecido não viável e antibióticos (se utilizados numa fase inicial) dá resultados aceitáveis e reduz o número de doentes que perdem a continuidade da mandíbula.[66]

DISPLASIA ÓSSEA FOCAL

A designação desta variante focal é histórica, uma vez que as caraterísticas clínicas e radiográficas são semelhantes às da POD.[25, 67]

Muitos casos desta variante focal são predominantemente posteriores ou casos iniciais de POD em que ainda não foram identificados múltiplos locais.

No entanto, quando estes casos focais amadurecem e se tornam mais mineralizados, ou seja, de radiolúcido-radiopaco misto a mais radiopaco e ainda num único local, então o termo displasia óssea focal (ou seja, Fo OD) é apropriado. Foram especuladas diferenças raciais entre a variante focal e periapical, mas o consenso atual é

que não deve haver uma distinção racial entre a variante focal e a variante periapical e que estas são sinónimas.4 3[,32,3]

Caraterísticas radiográficas

As caraterísticas são semelhantes às da POD. Nos casos da variante focal da DO ilustrados, eles têm um padrão mais localizado, que claramente não é típico do padrão generalizado da POD. Grandes padrões iniciais de densidade mista radiolúcida-radiopaca que se estendem até ao osso basal. Estes padrões estão presentes tanto na localização anterior como na posterior.

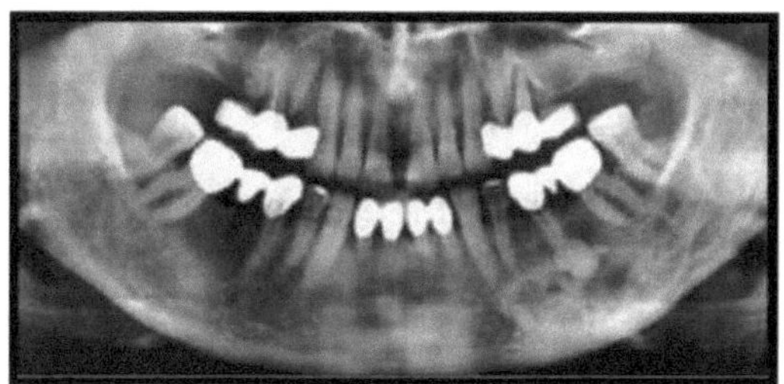

Gestão

O tratamento da Fo OD é semelhante ao da POD. A biópsia raramente é indicada para estabelecer um diagnóstico histológico, pois as caraterísticas radiográficas diferem das outras lesões fibro-ósseas discutidas neste artigo.

DISPLASIA FIBROSA

A displasia fibrosa (DF) é considerada uma lesão hamartomatosa da fibro-óssea que não tem origem no ligamento periodontal.[25]

A etiologia é desconhecida, mas trata-se de uma lesão óssea que produz lise do osso com proliferação fibrosa como substituto (radiolucente) na sua fase inicial. À medida que envelhece, o osso imaturo é depositado em espículas de carácter chinês que se tornam cada vez maiores. A DF geralmente remodela-se em osso normal à medida que a lesão regride.

A DF pode envolver um único osso (monostótica) ou vários ossos (poliostótica). Alguns dos casos poliostóticos são exemplos da síndrome de McCune-Albright e são acompanhados por pigmentação da pele e distúrbios endócrinos.[25]

O tipo monostótico é o mais comum e envolve frequentemente os maxilares e o crânio. As lesões mandibulares são normalmente solitárias, mas as lesões maxilares podem envolver ossos vizinhos, o que é designado por *DF craniofacial.*

A DF dos maxilares é basicamente uma doença de crianças, adolescentes e adultos jovens que tende a estabilizar-se e essencialmente pára de crescer à medida que a maturidade esquelética é atingida. As alterações malignas na DF são raras e a maioria dos casos registados ocorreu após radiação.

Sítio

O FO ocorre igualmente em pacientes do sexo masculino e feminino e ocorre na maxila com um pouco mais de frequência do que na mandíbula. As áreas de molares, pré-molares e caninos; o ramo; e a sínfise são os locais mais frequentes na mandíbula. Na maxila, a região molar e pré-molar é a mais comum, com o seio maxilar sendo frequentemente envolvido. Na maxila, o FO pode se estender para o assoalho da órbita, o processo zigomático e para trás, em direção à base do crânio, bem como através do seio maxilar.

Caraterísticas clínicas

A lesão forma uma expansão indolor do osso maxilar, que cresce lentamente ao longo dos anos e depois pára. A expansão é geralmente fusiforme (platô baixo) em vez de nodular ou em forma de cúpula e é firme, com contornos suaves e coberta por mucosa normal. Os dentes na região permanecem firmes e não são deslocados.

Caraterísticas radiográficas

Radiograficamente as lesões podem ser uniloculares ou multiloculares, e os seus limites são geralmente mal definidos FCOD envolvendo o periápice do primeiro molar. devido à mistura gradual do osso alterado com o padrão normal adjacente. Essa zona de transição costuma ter mais de 1 cm de largura. A densidade da lesão varia com a proporção entre tecido fibroso e tecido ósseo, o que está relacionado com o estádio de desenvolvimento da lesão.

Dependendo da fase de desenvolvimento, as lesões são radiolucentes, mistas ou radiopacas.

A fase intermédia é reconhecida pelo seu padrão radiopaco radiolúcido esfumado, nebuloso ou mosqueado, que é produzido por agregados mal definidos de espículas de osso distribuídas por toda a área radiolúcida. Ocasionalmente, as áreas radiopacas neste padrão têm uma aparência de vidro fosco ou a lesão completa tem um padrão de vidro fosco moderadamente opaco.

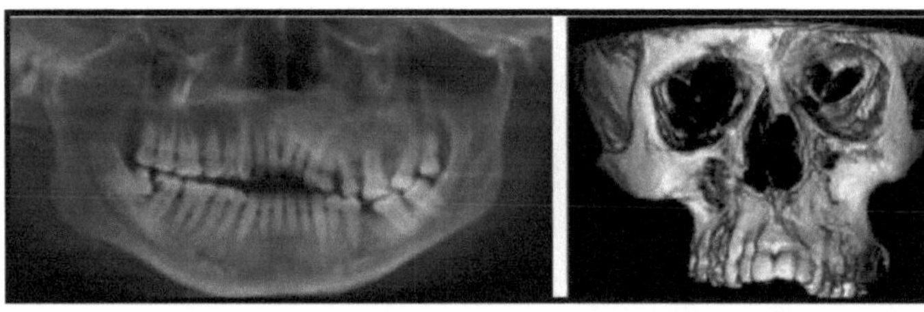

As lesões iniciais da DF são geralmente uma radiolucência alongada em vez de esférica. As margens são irregulares e mal definidas, fundindo-se impercetivelmente com o osso normal.[25] Estas lesões estão normalmente situadas profundamente no osso maxilar e não superficialmente no alvéolo. As alterações de maturação que produzem o aspeto de vidro fosco começam na periferia da lesão.

A deslocação grosseira do canal mandibular está frequentemente associada à DF da mandíbula[68]

Caraterísticas histológicas

Microscopicamente, as trabéculas imaturas são de osso tecido imaturo no estroma fibroblástico. Muitas destas trabéculas estão separadas e têm formas irregulares como caracteres chineses e não estão rodeadas por tecido osteoide ou osteoblastos. As lesões mais maduras desenvolvem lamelas que correm paralelamente umas às outras.[25]

Gestão

No curso normal da FO dos maxilares, uma lesão ocorre numa criança ou adolescente, cresce lentamente durante uma década, estabiliza-se e lentamente volta ao normal. Esses casos requerem observação e talvez cuidados ortodônticos. Casos mais extensos podem requerer recontorno para melhoria estética ou funcional.

Entre 25% e 50% dos doentes podem apresentar algum recrescimento após o recontorno, mas este parece ser mais comum em doentes mais jovens.[25]

Parece ser aconselhável adiar a cirurgia o mais possível, exceto se houver outras indicações.

DOENÇA DE PAGET - ESTÁDIO INTERMÉDIO

A doença de Paget foi descrita pela primeira vez em Inglaterra por Sir James Paget em 1876.

Incidência

Esta doença afecta 3% dos americanos com mais de 55 anos de idade.

Apenas 10% destas pessoas apresentam sintomas, e 20% das que apresentam sintomas têm complicações graves. A doença é relativamente comum na América do Norte, no Reino Unido e na Austrália, mas é rara na Escandinávia, em Espanha, em Itália e no Médio e Extremo Oriente.

Os maxilares estão envolvidos em 17% dos casos; a maxila é mais frequentemente envolvida do que a mandíbula. No entanto, foram registados casos de envolvimento da mandíbula sem a maxila.

Sítio

A maxila é mais frequentemente envolvida do que a mandíbula e é normalmente afetada em primeiro lugar.

Também pode envolver a pélvis, as vértebras e os fémures, mas a fase de rarefação é menos comum nestes ossos. Os níveis séricos de fosfatase alcalina estão acentuadamente elevados; de facto, são tão elevados ou mais elevados do que os de qualquer outra doença.

Etiologia

A etiologia não é clara; a genética e um vírus de ação lenta não detectado podem desempenhar papéis A doença de Paget passa pelas seguintes fases:

Caraterísticas radiográficas

1. A fase inicial é osteolítica e fibroblástica, causando uma radiolucência generalizada.

2. A fase intermédia é osteolítica e osteoblástica, produzindo alguns grandes aglomerados trabeculares, que aparecem como áreas radiopacas dentro da radiolucência generalizada.

3. A fase madura, embora ainda possua algum comportamento osteoclástico, é predominantemente osteoblástica e apresenta-se como um padrão denso de algodão nas radiografias.

A fase radiolúcida da doença de Paget não é tão bem reconhecida como a fase de algodão (tardia). A osteoporose circunscrita do crânio é um exemplo desta doença na sua fase osteolítica. Além disso, a doença de Paget pode causar inicialmente uma rarefação geral homogénea dos ossos maxilares e um aspeto de vidro fino e moído, idêntico ao observado no hiperparatiroidismo. Todo o osso maxilar pode estar envolvido, com as corticais afinadas e a lâmina dura ausente.

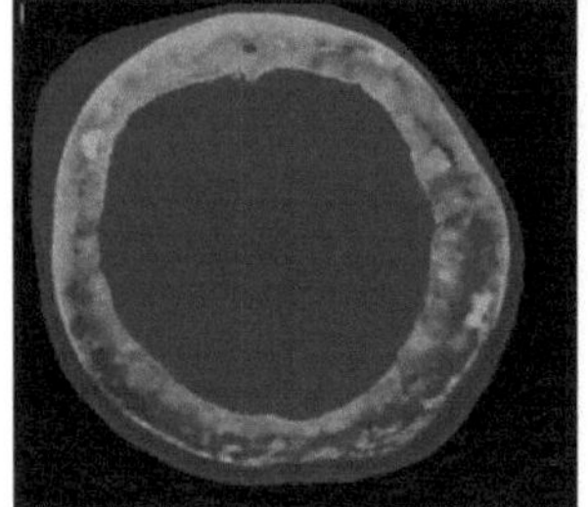

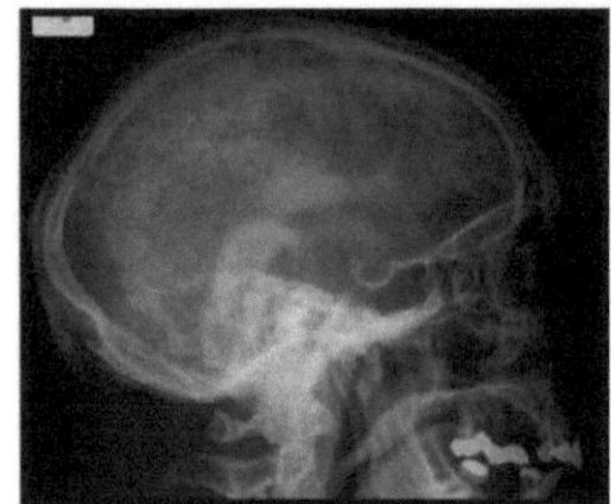

Embora ambos os maxilares possam ser afectados, não é caraterístico que a mesma fase da doença se manifeste simultaneamente. (Há um desenvolvimento progressivo da doença de um osso para outro).

Caraterísticas histopatológicas:

O estudo histopatológico da fase inicial mostra uma reabsorção ativa, com numerosos osteoclastos presentes nas lacunas de Howship. As trabéculas são pequenas, desorganizadas e dispersas num estroma fibroso. O padrão ósseo em mosaico geralmente não está presente nesta fase. Sendo caraterístico de uma fase mais avançada da doença.

O processo da doença é um processo de metabolismo ósseo desordenado; basicamente, o processo de reabsorção osteoclástica é hiperativo, com um aumento compensatório da ação osteoblástica na tentativa de manter os ossos fortes. A doença de Paget progride tão lentamente que as radiografias anuais mostram poucas alterações.

Caraterísticas clínicas:

O doente pode desenvolver sintomas semelhantes aos da artrite e pernas arqueadas com um andar bamboleante e pode queixar-se de um aumento do tamanho do chapéu, que se deve à expansão do crânio.

Os ossos envolvidos estão espessados e os forames estão frequentemente contraídos. Consequentemente, é exercida pressão sobre as estruturas que passam através dos forames, causando sinais neurológicos como surdez e diminuição da visão.

Um espetro de caraterísticas radiográficas caracteriza a fase intermédia desta lesão, desde a primeira indicação de uma radiopacidade em desenvolvimento na fase osteolítica até ao aspeto opaco denso de áreas calcificadas intercaladas com áreas radiolucentes, produzindo o distinto aspeto de algodão.

Podem ser afectados um ou vários ossos. Frequentemente, os ossos afectados encontram-se em fases diferentes da doença. O crânio é normalmente afetado antes da maxila e a maxila antes da mandíbula.

Em alguns pacientes, o crânio é quase completamente radiopaco, a maxila está no estágio misto radiolúcido-radiopaco e a mandíbula não está envolvida ou está no estágio radiolúcido. Os dentes na mandíbula envolvida podem demonstrar espalhamento, migração, diminuição da lâmina dura e (carateristicamente) hipercementose.

A imagiologia óssea com tecnécio 99m ajuda a avaliar com precisão a extensão e a progressão da doença.

No exame microscópico, a fase intermédia da doença de Paget mostra áreas constituídas principalmente por tecido fibroblástico contendo algumas trabéculas de osso com osteoclastos frequentemente evidentes nas lacunas de Howship na periferia. Outras áreas mostram muitas trabéculas com osteoblastos e osteoclastos a rodear o osso em áreas adjacentes.

Utilizando microscopia de baixa potência, o clínico pode detetar um padrão de mosaico dentro das trabéculas maiores. Este padrão é produzido pelas muitas linhas de reversão causadas pelas sequências de destruição e reparação repetidas vezes na mesma espícula.

Embora os valores da química sérica possam variar com os lapsos e a progressão da doença, os níveis de fosfatase alcalina são geralmente muito elevados, enquanto os níveis de cálcio e fósforo estão dentro dos limites normais. Os níveis urinários de prolina e hidroxiprolina são normalmente bastante elevados devido à degradação do colagénio ósseo.

Diagnóstico diferencial

A doença de Paget deve ser suspeitada em pessoas que apresentem lesões

radiolúcidas e radiopacas mistas generalizadas nos maxilares. Se um exame radiográfico demonstrar lesões radiolúcidas generalizadas, radiolúcidas mistas e radiopacas,
ou alterações de algodão noutros ossos, a perturbação é quase de certeza a doença de Paget. A fosfatase alcalina sérica elevada e os níveis urinários de prolina e hidroxiprolina reforçam esta impressão.
A displasia cementoóssea florida apresenta lesões em ambos os maxilares, mas os outros ossos não são afectados. Na síndrome de Albright, vários ossos podem estar envolvidos por displasia fibrosa, mas ao contrário da doença de Paget, que é um distúrbio em adultos com mais de 40 anos de idade, esta doença afecta raparigas jovens. Se o clínico tiver apenas uma radiografia periapical do maxilar afetado, a imagem radiográfica pode ser facilmente confundida com muitas das outras lesões. O padrão mosqueado é produzido por um aspeto de bola de algodão distribuído por uma radiolucência generalizada. Os maxilares não foram afectados.

Gestão

Nas fases iniciais, a terapêutica medicamentosa com difosfonatos ou calcitonina interrompe a atividade osteoclástica e os agentes anti-inflamatórios ajudam a aliviar a dor. Estão indicados procedimentos paliativos para aliviar os problemas neurológicos e locomotores.

Os doentes edêntulos podem necessitar de ajustes frequentes ou do fabrico contínuo de novas próteses devido à expansão constante dos ossos maxilares.

À medida que a doença progride em casos graves, os ossos envolvidos tornam-se inicialmente mais frágeis e, portanto, sujeitos a fratura patológica. Na fase madura da doença de Paget, o osso avascular condensado predispõe à osteomielite. A incidência de sarcoma osteogénico e de tumores de células gigantes está aumentada nos doentes com doença de Paget.

SARCOMA OSTEOGÉNICO

O sarcoma osteogénico (OS) é, a seguir ao mieloma múltiplo, o tumor primário mais frequente dos ossos maxilares. Pensa-se que surge de células primitivas indiferenciadas e da transformação maligna de osteoblastos, ocorrendo em aproximadamente 1 por 100.000 pessoas, e cerca de 6% a 7% do total de casos ocorrem na região maxilofacial.[69]

O sarcoma osteogénico pode apresentar três imagens radiográficas basicamente diferentes: totalmente radiolucente, misto radiolucente-radiopaco ou totalmente radiopaco.

Tal como outros tumores malignos, é de causa desconhecida. No entanto, os ossos que foram previamente irradiados e os ossos afectados pela doença de Paget apresentam uma incidência aumentada.

O sistema ósseo dos maxilares difere dos outros ossos nos seguintes aspectos

1. A idade média de início situa-se entre a terceira e a quarta década, cerca de uma década mais tarde do que a observada noutros ossos.[69]
2. As lesões dos maxilares têm menos tendência para metastizar.
3. O prognóstico é melhor para as lesões dos maxilares.

O SO metastiza quase exclusivamente por disseminação hematogénica. A metástase pulmonar, a mais comum, é frequentemente encontrada na autópsia. O envolvimento dos gânglios linfáticos é raro. O OS luxtacortical é uma variante rara que pode ser subdividida nos tipos parosteal e periosteal. O tipo periosteal é mais maligno e radiolucente do que o parosteal.[70]

Caraterísticas clínicas

Um doente com uma EA pode queixar-se de dor local intermitente, inchaço, parestesia ou anestesia, mobilidade dentária, hemorragia intra-oral, assimetria dos maxilares e, nalguns casos, de

casos uma massa na crista ou na gengiva. A mandíbula é mais frequentemente envolvida:69aproximadamente 60%, o dobro da frequência, ou aproximadamente igual. Em geral, os locais mais comuns são o corpo da mandíbula e o rebordo alveolar da maxila. A idade média nas séries relatadas varia de 34 a 36 anos. Um estudo indica um pico de incidência por volta dos 27 anos de idade.

Os doentes do sexo masculino apresentam uma certa predominância em alguns estudos, mas não em todos.

A incidência de sintomas tem sido relatada como dor, 40%; parestesia, 14%; e sintomas dentários, 25%.[6] 9 Pode haver uma história de extração dentária recente com uma massa nodular ou polipoide, algo avermelhada, semelhante a um granuloma, que cresce a partir da cavidade dentária. À medida que o tumor cresce, corroendo as placas corticais, a expansão é muito firme devido ao denso tecido fibroso tumoral produzido. Inicialmente, a tumefação apresenta contornos suaves e está coberta por uma mucosa de aspeto normal.

Mais tarde, quando a expansão se torna cronicamente traumatizada, desenvolve-se mucosite na superfície; ainda mais tarde, a superfície ulcera, resultando numa superfície necrótica cinzento-esbranquiçada.

Esta superfície pode ser removida com uma lâmina de barbear.

Caraterísticas radiográficas

A lesão radiolúcida-radiopaca tem geralmente bordos irregulares e mal definidos, e a sua opacidade resulta de áreas de produção óssea excessiva entremeadas com focos radiolúcidos de destruição óssea.

Nalgumas lesões, formam-se sequestros, que geralmente aparecem como radiopacidades densas e bem definidas. Se o tumor invadir o periósteo, muitas espículas finas e irregulares de osso novo podem desenvolver-se para fora e perpendicularmente à superfície da lesão. Produzem o efeito "sunburst", que, embora não seja patognomónico do sarcoma osteogénico, sugere a lesão. Outro aspeto caraterístico é a formação de nuvens cumulus.

Por vezes, duas radiopacidades triangulares projectam-se do córtex e marcam as extremidades laterais da lesão. Estes são referidos como *triângulos de Cadman.* Raramente, o sarcoma osteogénico causa a deposição periosteal de osso num padrão de pele de cebola. As alterações radiográficas no sarcoma osteogénico inicial são inespecíficas.

No exame microscópico, observa-se que o tecido fibroblástico ocupa as áreas radiolucentes e contém depósitos de tecido osteoide e osteoblastos malignos. O osso tumoral

nas áreas radiopacas é irregular e imatura. Também pode estar presente no tumor um tipo de cartilagem de transição.

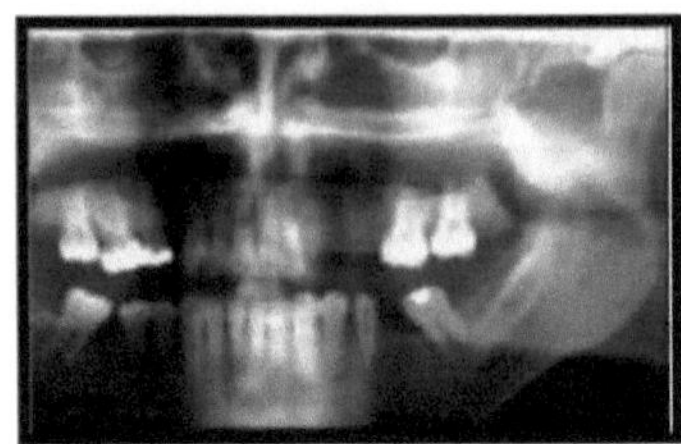

Caraterísticas histológicas:

Ao exame microscópico, o tipo radiolucente de as é basicamente fibroblástico, apresentando células malignas, boa vascularização e algumas áreas de tecido osteoide. Pode também formar alguma cartilagem. Um tumor composto principalmente por osteoide ou cartilagem pode calcificar rapidamente nestas áreas e tornar-se evidente como uma área radiopaca radiolúcida mista ou como uma lesão predominantemente radiopaca.

Diagnóstico diferencial

As lesões mais frequentemente confundidas com um sarcoma osteogénico são o condrossarcoma, o carcinoma osteoblástico metastático, o hematoma subperiosteal ossificante, o fibroma periférico com calcificação, a displasia fibrosa e a osteomielite crónica.

Embora ao exame radiográfico e clínico o fibroma periférico com calcificação possa assemelhar-se a um sarcoma osteogénico que se originou no ligamento periodontal, o crescimento lento e benigno da primeira entidade distingue-o prontamente deste tumor maligno. Um examinador pode facilmente confundir o hematoma subperiosteal ossificante com um sarcoma osteogénico. Essa entidade ocasionalmente se desenvolve quando há trauma no osso maxilar.

Gestão

Embora o diagnóstico de OS dos maxilares seja grave (aproximadamente 25% dos doentes sobrevivem 5 anos), o prognóstico é melhor do que para OS de outros ossos do esqueleto.[69]

As lesões na região sinfisária da mandíbula têm o melhor prognóstico, e as lesões no seio maxilar têm o pior. A cirurgia radical (ressecção), por si só ou em combinação com quimioterapia, oferece as melhores hipóteses de cura, sendo o tipo osteolítico o menos diferenciado e o de pior prognóstico.

CARCINOMA METASTÁTICO OSTEOBLÁSTICO

Os tumores metastáticos para o osso maxilar produzem normalmente radiolucências mal definidas e irregulares.

Embora qualquer metástase osteoblástica para os maxilares seja invulgar, alguns tumores secundários de lesões primárias da próstata e, ocasionalmente, da mama podem ser deste tipo.

Os tumores prostáticos metastáticos para o osso podem desenvolver-se como lesões totalmente radiolúcidas, totalmente radiopacas ou lesões mistas radiolúcidas e radiopacas. Outros tumores metastáticos que são normalmente osteolíticos podem induzir atividade osteoblástica no tumor ou no osso vizinho. Essas lesões também aparecem na radiografia como lesões radiolúcidas e radiopacas mistas com bordas geralmente vagas e irregulares. A disseminação pode ser tão ampla que o quadro resultante imita a doença de Paget.

O facto de as lesões deste tipo serem bem circunscritas depende normalmente da agressividade do tumor: Quanto menos agressivo for o comportamento de uma lesão, mais circunscrita ela aparece na radiografia.

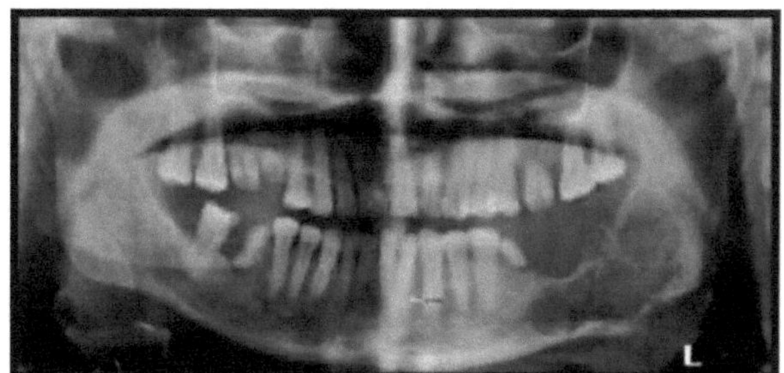

Quando vários pequenos ninhos de tumor metastático esclerosante ou osteoblástico se disseminam por todo o maxilar, pode ser observado um padrão grosseiro e salgado nas radiografias.

Uma história de cirurgia ou sintomas de um tumor primário alerta normalmente o clínico para a possibilidade de doença metastática.

CONDROMA E CONDROSSARCOMA

O condroma, que é benigno, e o condrossarcoma, que é maligno, têm origem na cartilagem e são tumores pouco frequentes dos ossos maxilares.

Caraterísticas

O condroma e o condrossarcoma são considerados em conjunto nesta discussão porque, à exceção do comportamento mais agressivo e das aparências clínicas e radiográficas mais irregulares de um condrossarcoma muito maligno, as suas caraterísticas são semelhantes. Frequentemente, um condroma agressivo é difícil de diferenciar de um condrossarcoma de crescimento lento, uma vez que existem poucos sinais ou sintomas patognomónicos pelos quais o condroma pode ser diferenciado do condrossarcoma e a radiografia é de pouca ajuda.

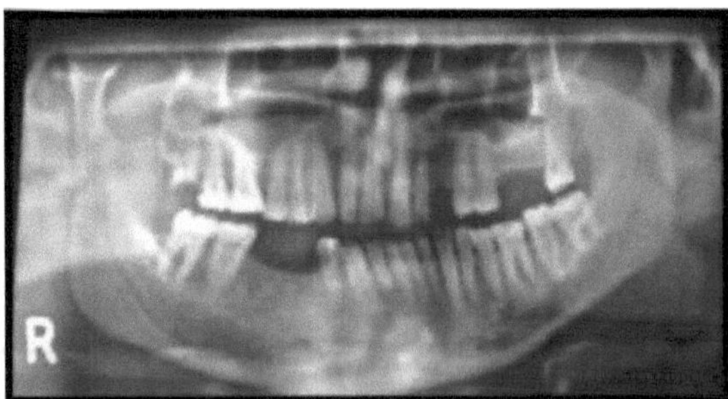

Tanto o condroma como o condrossarcoma podem causar reabsorção radicular dos dentes envolvidos,

Embora as opacidades no condroma pareçam geralmente mais ordenadas do que as do condrossarcoma, ambos os tumores podem também desenvolver um padrão radiopaco na cavidade óssea osteolítica.

Tal como outros tumores centrais nas fases iniciais, são cobertos por uma mucosa lisa e de aspeto normal, que mais tarde se torna ulcerada devido a traumatismo. A dor é um sintoma frequente em ambas as entidades.

No exame microscópico, é frequentemente muito difícil diferenciar um condroma de um condrossarcoma de baixo grau.

HEMATOMA SUBPERIOSTEAL OSSIFICANTE

O hematoma subperiosteal ossificante ocorre por vezes quando um hematoma subperiosteal do osso maxilar é induzido por um traumatismo. Pode também acompanhar uma fratura da mandíbula.

Caraterísticas

Normalmente, o hematoma subperiosteal ossificante ocorre em pessoas com menos de 15 anos de idade, nas quais os ossos ainda estão em crescimento ativo. O hematoma ossifica-se rapidamente. O novo osso forma-se frequentemente em colunas perpendiculares a partir da placa cortical para o exterior. Esta disposição óssea dá um padrão em forma de raio de sol ou, por vezes, a aparência de um córtex irregularmente espessado.

Gestão

Uma massa como o hematoma subperiosteal calcificante deve ser mantida sob observação atenta porque

(1) a lesão pode ser na realidade um tumor maligno ou talvez uma periostite proliferativa e

(2) a área pode ter de ser cirurgicamente excisada para melhorar a estética e a função se a expansão ossificada não conseguir ser recontornada pelas tensões produzidas pela função normal dos maxilares.

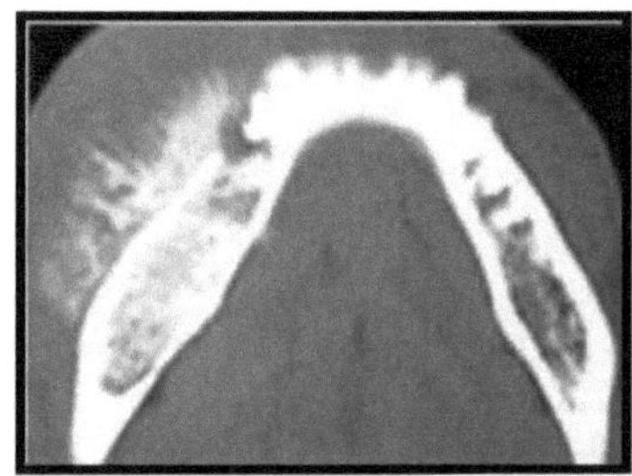

Diagnóstico diferencial

- sarcoma osteogénico,
- Sarcoma de Ewing,
- condrossarcoma,
- periostite proliferativa.

Com exceção do condrossarcoma, estas lesões ocorrem predominantemente em pessoas mais jovens. Embora o clínico não consiga distinguir entre este fenómeno de calcificação no hematoma e as lesões anteriores, uma condição deste tipo observada logo após um incidente traumático no osso maxilar é muito provavelmente um hematoma subperiosteal calcificante.

AMELOBLASTOMA DESMOPLÁSICO

A variante histopatológica desmoplásica do ameloblastoma foi descrita como tendo um padrão radiográfico misto num número significativo de casos. A variante desmoplásica foi reconhecida há algum tempo e distingue-se por um tecido conjuntivo fibroso moderadamente celular com uma abundância de colagénio. O epitélio tumoral consiste em pequenas ilhas ovóides ou em forma de folículos e cordões estreitos. Cerca de 13% dos ameloblastomas num grande estudo revelaram ser do tipo variante desmoplásica.

Este tumor apresenta uma predileção pela maxila e pela região anterior de ambos os maxilares. Um total de 60% dos casos sugere lesões tibro-ósseas no estágio intermediário.

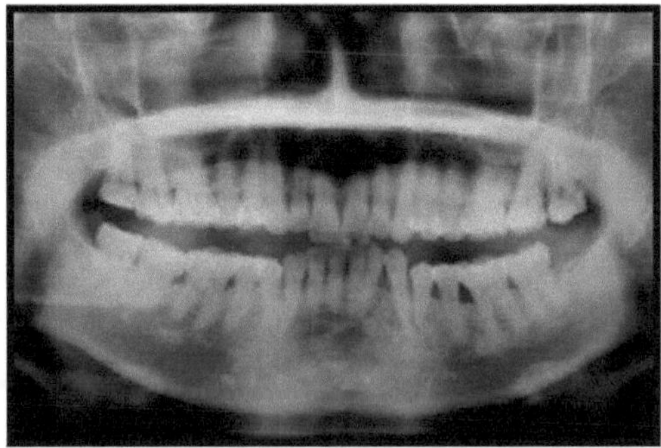

São necessários mais estudos para indicar se a variante desmoplásica tem um comportamento biológico semelhante ao de outros tipos de ameloblastomas, particularmente no que diz respeito às taxas de recorrência.

HEMANGIOMA CENTRAL

O hemangioma é um tumor benigno auto-involutivo de células endoteliais. A palavra "hemangioma" vem da palavra grega hema que significa "sangue", angeio que significa "vaso" e o sufixo -oma que significa "tumor".

Os hemangiomas são as lesões congénitas benignas mais comuns nos seres humanos e caracterizam-se pela proliferação de vasos sanguíneos. Estão frequentemente presentes à nascença ou aparecem pouco tempo depois, e crescem rapidamente por proliferação endotelial. A existência de uma verdadeira neoplasia do sistema de vasos sanguíneos continua a ser uma questão em aberto, pelo que atualmente

continua a discussão sobre se são de facto neoplasias ou hamartomas) [71]

Trata-se de uma verdadeira neoplasia benigna resultante da proliferação endotelial inicial, que depois se diferencia em vasos sanguíneos.[72]

É um hamartoma resultante da proliferação do mesoderma que sofre diferenciação endotelial e, subsequentemente, é canalizado e vascularizado.[73]

O hemangioma central é um excelente mimetizador, pois assemelha-se:

(1) osteossarcoma;

(2) displasia fibrosa;

(3) granuloma central de células gigantes;

(4) ameloblastoma;

(5) mieloma múltiplo;

(6) cisto dentígero; e

(7) cisto odontogénico

Radiograficamente, também pode mimetizar clinicamente:

(1) uma fístula arteriovenosa central;

(2) aneurismas; ou

(3) uma derivação.

Trata-se de uma doença relativamente rara, mas que pode representar um risco letal para o doente.

INCIDÊNCIA

O hemangioma central é provavelmente de origem congénita e ocorre mais frequentemente na mandíbula, com uma relação homem:mulher de 1:3 e um pico de incidência na segunda década de vida.[74,75]

Na mandíbula, o tumor ocorre mais frequentemente no corpo da mandíbula, mas também foram registados tumores condilares.[76]

A mandíbula é uma localização muito pouco frequente, embora possível. A proporção entre mulheres e homens é de 2:1 e o pico de incidência ocorre entre a segunda e a quinta décadas de vida. Na mandíbula, a maior freqüência de ocorrência tem sido a região do corpo, mas tumores condilares também têm sido relatados. Wat son e Mc-Carthy e Matthews consideram que os hemangiomas são congénitos, mas em 50% dos casos há uma história de trauma.75% dos hemangiomas estão presentes ao nascimento, enquanto 85% são notados até a idade de 1 ano. Embora a região da cabeça e do pescoço represente apenas 14% da superfície corporal, 65% dos hemangiomas surgem nesta localização.

CARACTERÍSTICAS CLÍNICAS

O hemangioma central pode ser assintomático/sintomático e pode apresentar sinais e sintomas como desconforto, exsudação ou sangramento pulsátil da gengiva à volta dos dentes na região da lesão, descoloração azulada da gengiva e dentes móveis. As lesões altamente expansivas provocam uma sensação de pulsação, contusões audíveis quando se estendem aos tecidos moles e branqueamento à pressão.[71]

CARACTERÍSTICAS HISTOLÓGICAS

A histologia do hemangioma é diagnóstica. A imagem microscópica é a de uma massa em proliferação de células endoteliais formando um arranjo plexiforme de espaços vasculares, que são

(1) capilar; (2) cavernoso; ou (3) misto.[77] Os espaços cavernosos de paredes finas são revestidos por uma única camada de células endoteliais intercaladas entre trabéculas ósseas. O tipo capilar apresenta alças capilares finas que tendem a irradiar para o exterior num padrão de explosão solar.

Hirzot em 1917[78] sugeriu que as caraterísticas clínicas e histológicas podem ser uma função de 3 fases diferentes observadas durante o desenvolvimento dos hemangiomas:

1. uma fase inicial em que a lesão é altamente vascularizada;
2. uma fase intermédia que apresenta um coágulo de sangue presente em

áreas císticas; e

3. uma fase terminal em que são demonstradas várias fases de ossificação.

CARACTERÍSTICAS RADIOGRÁFICAS

Os hemangiomas centrais aparecem como lesões radiolucentes multiloculares com margens bem definidas, em que as radiolucências representam espaços medulares alargados rodeados por trabéculas radiopacas grosseiras, densas e bem definidas[71] e a presença de uma disposição paralela ou tubular de estrias radiopacas é um indicador importante de hemangioma. A lesão é vista como uma área de radiodensidade alterada, geralmente osteolítica e, ocasionalmente, com áreas radiopacas centrais e um padrão trabecular alterado. Worth10 descreveu um padrão em que as trabéculas estão dispostas de forma semelhante aos raios de uma roda, irradiando do centro da lesão em direção à periferia.

Pode desenvolver-se praticamente qualquer combinação de forma, localização ou padrão da lesão. Há, no entanto, um maior número de variações e combinações de alterações que podem levar o clínico a suspeitar de uma lesão vascular. A avaliação cuidadosa das radiografias é, portanto, enfatizada para a deteção de tais lesões. Nagpal et al relataram um caso de hemi-angioma central da mandíbula com numerosas variações nas aparências radiográficas em várias áreas da lesão em diferentes projecções. Em alguns casos, a lesão produz uma alteração no padrão trabecular, que pode estar presente em algumas áreas e perdido em outras.

A periferia pode mostrar uma área corticada bem definida ou mal definida com margens recortadas. A unilocularidade, a multilocularidade e o grau heterogéneo de radiolucência são variações radiográficas frequentemente relatadas que estão associadas a uma:

(1) favo de mel;

(2) sunburst;

(3) bolha de sabão; ou

(4) aspeto da raquete de ténis.

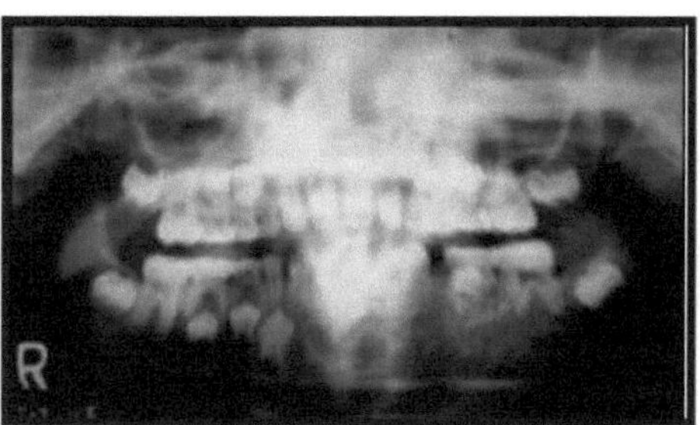

Diagnóstico diferencial

- Ameloblastoma;
- Lesão de células gigantes;
- Mixoma;
- Cisto dentígero;
- Sarcoma;
- Displasia fibrosa;

- Mieloma múltiplo;
- Cisto ósseo aneurismático; e
- Granuloma ou quisto dentário simples. 1

A lesão pode ser: (1) totalmente radiolúcida; (2) mista radiolúcida-radiopaca; ou (3) radiopaca. No entanto, pode haver um alargamento assimétrico do espaço do ligamento periodontal e um crescimento em pele de cebola do osso periosteal.

TRATAMENTO

Como o hemangioma da mandíbula e da maxila é um tumor benigno, o maior risco é a hemorragia exsanguinolenta.[77] Estas lesões podem apresentar um potencial de crescimento notável e podem tornar-se localmente invasivas. Ao decidir sobre um plano de tratamento para o hemangioma central, as principais preocupações do médico são: (1) controlo da hemorragia; (2) erradicação da lesão; e

(3) prevenção de reincidência.

Os métodos de tratamento mencionados na literatura incluem:

(1) Radioterapia não invasiva;

(2) injeção de agentes esclerosantes e embolizantes; e

(3) intervenção cirúrgica por curetagem e ressecção radical com reconstrução óssea imediata.[75]

A radioterapia é frequentemente escolhida para o tratamento quando se decide que a lesão é inacessível ou que a intervenção cirúrgica seria demasiado mutilante. Alguns autores, incluindo Macnash e Owen, relataram numerosos casos tratados com sucesso apenas com radioterapia (500R a 3300R)

Grandes lesões extensas também foram tratadas exclusivamente e com sucesso com injecções intralesionais de agentes esclerosantes.[74] Vários materiais, incluindo a água a ferver, o morruato de sódio e o tetradecil sulfato de sódio, foram amplamente utilizados porque são irritantes para os tecidos e agentes trombogénicos. Estes agentes provocam uma resposta inflamatória com subsequente fibrose e obliteração dos canais vasculares. O sucesso dos agentes esclerosantes é, no entanto, restrito aos tecidos moles superficiais, sendo duvidoso o seu valor no tratamento de lesões intra-ósseas.

A cirurgia, isoladamente ou em combinação com a embolização, continua a ser o tratamento de eleição para o hemangioma central. A natureza exacta e a extensão do procedimento cirúrgico utilizado dependem de: (1) idade; (2) história médica do paciente; e (2) aspeto clínico da lesão.2 A abordagem cirúrgica mais conservadora tem sido a simples aspiração da lesão intra-óssea.1 A redução de tais lesões é presumivelmente secundária a: (1) redução da vascularização; (2) organização da fibrose; e finalmente (3) reossificação.

A remoção cirúrgica da lesão intra-óssea pode ser realizada por curetagem conservadora ou excisão radical de uma parte da mandíbula com reconstrução imediata por enxerto ósseo. A curetagem envolve a remoção da placa vestibular e a exposição do tecido hemorrágico mole, que é removido de forma conservadora, preservando a continuidade da mandíbula. La Dow et al. consideraram a ressecção em bloco com reconstrução imediata do enxerto ósseo (a partir da crista ilíaca) a forma de tratamento mais eficaz e mais segura.

SARCOMA DE EWING

O seu nome deriva de **James Stephen Ewing** (1866-1943), um patologista americano. **O sarcoma de Ewing** é o segundo tumor ósseo primário altamente maligno mais comum na infância, a seguir ao osteossarcoma, surgindo tipicamente da cavidade medular com invasão do sistema Haversiano. O sarcoma de Ewing (ES) é um tumor ósseo agressivo e altamente maligno que pertence ao grupo dos pequenos tumores de células redondas (azuis) e ocorre predominantemente na segunda década de vida.

INCIDÊNCIA

A ES com origem nos ossos da região da cabeça e do pescoço é extremamente invulgar. Quando ocorre no maxilar, a mandíbula é mais frequentemente afetada do que a maxila.[79]

CARACTERÍSTICAS RADIOLÓGICAS

aparece como uma lesão osteolítica mal definida que pode estar frequentemente associada a erosão cortical e massa de tecido mole adjacente ao local destrutivo. A presença de espículas de raio de sol no osso periósteo e a deslocação ou destruição de folículos dentários não irrompidos têm sido descritas como as caraterísticas radiológicas mais comuns da ES que afecta os ossos maxilares[80,81] A presença da resposta perióstea laminar (conhecida como reação "pele de cebola"), que alguns autores apontam como uma caraterística radiológica comum descrita para muitas ES dos ossos longos, é raramente observada nas lesões dos maxilares.

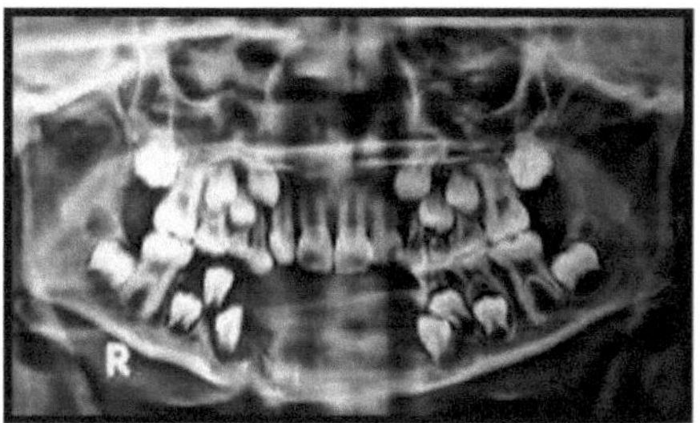

CARACTERÍSTICAS HISTOLÓGICAS

A ES é composta por células pequenas, pouco diferenciadas, com núcleos redondos ou ovais de tamanho médio, exibindo um padrão de cromatina fina, nucléolos pequenos e citoplasma escasso.[79] O glicogénio intracitoplasmático pode ser demonstrado pela coloração PAS em 75% dos casos, mas não é patognomónico e conclusivo porque outras células redondas pequenas também podem mostrar a presença de glicogénio.[80]

A utilização da imunohistoquímica tem ajudado no diagnóstico deste tumor. Em geral, as células tumorais são positivas para vimentina e CD99 e negativas para marcadores de células neurais, esqueléticas, vasculares e linfóides.[79]

TRATAMENTO

A terapia combinada, incluindo cirurgia, radioterapia e quimioterapia, é a melhor abordagem para a ES. Os protocolos de tratamento multidisciplinar melhoraram drasticamente a taxa de sobrevivência a 5 anos dos doentes com ES de menos de

16% para mais de 75% dos casos[79] A radioterapia isolada deve ser efectuada apenas para tratar o tumor primário não ressecável ou como terapia neoadjuvante e a quimioterapia para suprimir potenciais micrometástases e reduzir o tamanho do tumor antes da cirurgia. Os agentes quimioterapêuticos mais utilizados são a vincristina, a doxorrubicina, a ciclofosfamida, a ifosfamida e a actinomicina-D.

O prognóstico da ES é mau porque a disseminação hematogénica e as metástases pulmonares ocorrem poucos meses após o diagnóstico, embora a carga tumoral seja atualmente considerada um fator importante de prognóstico.[81] A doença sistémica é o fator preditivo mais importante para a sobrevivência livre de doença, seguida da resposta clínica à quimioterapia.

Diagnóstico diferencial

- outros tumores da família do sarcoma de Ewing
  - pPNET: grande componente de tecido mole com extensão para o osso
  - Tumor de Askin: parede torácica
- osteossarcoma (a ALP não está elevada no sarcoma de Ewing)
- osteomielite
- doença metastática
- malignidade hematológica

FIBROMA OSSIFICANTE JUVENIL

- O fibroma ossificante juvenil (FOJ) é uma variante rara do fibroma ossificante (FO), uma lesão fibro-óssea benigna
- Tem um comportamento agressivo
- Tem dois subtipos histológicos:
  - Fibroma ossificante psammomatóide juvenil
  - Fibroma ossificante trabecular juvenil

Caraterísticas essenciais

- O diagnóstico da JOF depende da correlação clínica, radiológica e patológica
- A JOF, a OF, a displasia fibrosa (FD) e a displasia óssea podem apresentar uma sobreposição histológica significativa, particularmente em pequenas biópsias, no entanto, o tratamento clínico/cirúrgico destas entidades é marcadamente diferente
- A IHC não é normalmente útil para distinguir as entidades
- É importante identificar as lesões fibro-ósseas que ocorrem em associação com a síndrome do hiperparatiroidismo-tumor da mandíbula (HJT), uma vez que o HJT está associado ao desenvolvimento de outros tumores, incluindo o carcinoma

Terminologia

- Fibroma ossificante juvenil (JOF)
- Fibroma ossificante ativo (AOF)
- Fibroma ossificante ativo juvenil (JAOF)

- Fibroma ossificante trabecular juvenil (JTOF)
- Fibroma ossificante psammomatóide juvenil (JPOF)

Epidemiologia

- A idade média da FOPJ é mais jovem do que a da FCO convencional, com uma ligeira predominância do sexo masculino. o A maioria dos casos ocorre em doentes com menos de 12 anos de idade, embora tenha sido descrita uma vasta gama de idades (3
  meses a 72 anos)
- A JTOF afecta principalmente o sexo masculino, com idades compreendidas entre os 8 e os 12 anos

Sítios

- A JPOF ocorre principalmente nas paredes ósseas dos seios paranasais
  - O envolvimento dos seios paranasais é globalmente a localização mais comum da JOF
- A JTOF ocorre mais frequentemente na maxila

Etiologia

- Pensa-se que os fibromas ossificantes têm origem no ligamento periodontal

Caraterísticas clínicas

- Pode apresentar um crescimento rápido, causando destruição local e assimetria facial
- O envolvimento dos seios paranasais ou do osso orbital pode causar obstrução nasal, proptose, exoftalmia e alterações visuais

- Algumas lesões são encontradas incidentalmente em exames radiográficos de rotina

Caraterísticas radiográficas

- Lesão bem circunscrita que pode ser radiolúcida, mista ou radiopaca, dependendo do grau de calcificação e da presença de áreas quísticas
- Na TC, lesão bem circunscrita com densidade mista de tecido mole e osso
    - Pode ter uma periferia fina em forma de "casca de ovo" do osso
    - Normalmente unilocular

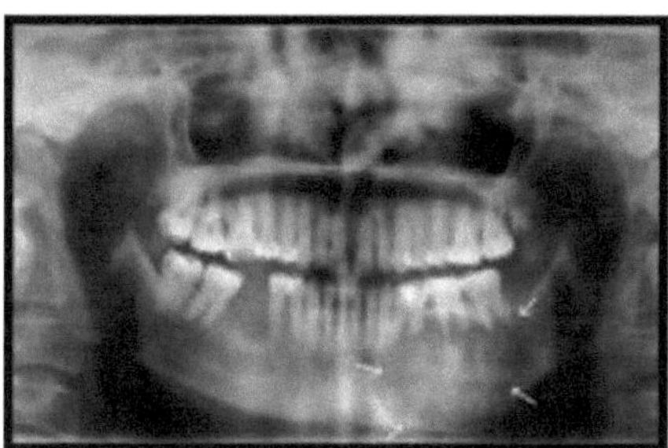

Descrição microscópica (histológica)

- Fibroma ossificante trabecular juvenil
    - Estroma fibroso celular composto por células fibroblásticas fusiformes a estreladas com bandas de osteoide sem bordos osteoblásticos, juntamente com trabéculas ósseas imaturas rodeadas por osteoblastos volumosos
    - As trabéculas podem apresentar um padrão de anastomose ou de "rede"
    - Podem estar presentes mitoses, mas sem atipia citológica

- Fibroma ossificante psammomatóide juvenil
  - o Estroma fibroblástico contendo ossículos semelhantes a corpos de psammoma

    Ossículos podem fundir-se para formar trabéculas com linhas de inversão
  - o O estroma pode ser celular ou frouxo / mixoide
- Ambos podem ter alterações do tipo quisto ósseo aneurismático
  - o Degenerescência estromal pseudocística e hemorragias

Imunohistoquímica

- Células estromais positivas para RUNX2, um fator de transcrição importante para a linhagem osteogénica o A IHC pode não ser útil, uma vez que outras entidades em diferencial, como a displasia fibrosa, são

  RUNX2 positivo

Molecular / citogenética

- Foram encontradas mutações no gene HPRT2 na OF (25 - 50%) associadas à síndrome do hiperparatiroidismo-tumor da mandíbula

TRATAMENTO

O tratamento consiste na excisão cirúrgica da lesão. O fibroma ossificante tem sempre um curso benigno, mas requer um tratamento cirúrgico precoce devido à sua natureza agressiva e compressiva.

Diagnóstico diferencial

- Fibroma ossificante
  - o A OF convencional é mais comum do que a JOF

- Pode ter um aspeto radiográfico semelhante, embora o fibroma ossificante convencional tenha normalmente uma cápsula fina
- Ocorre mais frequentemente na mandíbula

- Displasia fibrosa
    - O aspeto radiográfico é normalmente radiolucente, assimétrico, com um aspeto de "vidro despolido" que se confunde com o osso normal
    - Histologicamente, tem osso tecido imaturo caracterizado por "letras chinesas" ou "letras do alfabeto"
        - Trabéculas ósseas geralmente sem rebordo osteoblástico
        - A displasia fibrosa tende a misturar-se com o osso circundante e esta continuidade de osso normal e patológico não é uma caraterística típica da JOF
    - Associado a mutações GNAS

HISTIOCITOSE DE CÉLULAS DE LANGERHANS

O termo Histiocitose X foi introduzido como uma designação colectiva para um espetro de doenças clinicopatológicas caracterizadas pela proliferação de células semelhantes a histiócitos que são acompanhadas por um número variável de eosinófilos, linfócitos, plasmócitos e células gigantes multinucleadas. As células histiocíticas distintivas presentes nesta lesão foram identificadas como células de Langerhans e a doença é agora designada como **Langerhans Histiocitose celular.**

INCIDÊNCIA

Incidência anual - 5,4 milhões por ano.

Predileção por sexo - os homens são ligeiramente mais afectados do que as mulheres.

Idade- <15 anos, com pico entre 1-4 anos.

CARACTERÍSTICAS CLÍNICAS

Os sintomas da histiocitose das células de Langerhans (HCL) podem variar muito de pessoa para pessoa, dependendo da parte do corpo envolvida e das partes afectadas. A doença pode afetar praticamente todos os órgãos, incluindo a pele, os ossos, os gânglios linfáticos, a medula óssea, o fígado, o baço, os pulmões, o trato gastrointestinal, o timo, o sistema nervoso central e as glândulas hormonais. Os sintomas podem variar desde lesões ósseas localizadas ou doença de pele até ao envolvimento de múltiplos órgãos e disfunção grave.

CARACTERÍSTICAS RADIOGRÁFICAS

Radiolucências acentuadamente perfuradas sem borda corticada.

Quando o osso alveolar superficial é destruído, observa-se um aspeto caraterístico de **"escavado"**.

O envolvimento alveolar extenso faz com que os dentes pareçam estar

"a flutuar no ar".

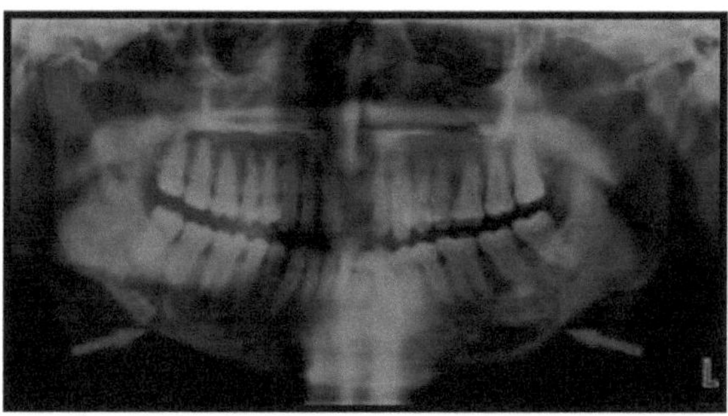

CARACTERÍSTICAS HISTOLÓGICAS

Infiltração difusa de grandes células mononucleares de coloração pálida que se assemelham a histiócitos.

Um número variável de eosinófilos está também intercalado entre as células semelhantes a histiócitos.

Podem estar presentes áreas de necrose e hemorragia.

Ao microscópio eletrónico, as células de Langerhans contêm estruturas citoplasmáticas em forma de bastonete conhecidas como

"grânulos de Birbeck".

TRATAMENTO

- DOENÇA LOCALIZADA
  - Curetagem.
  - Radioterapia de baixa dose.
  - Injeção intralesional de corticosteróides.
  - Regressão espontânea rara.
- DOENÇA DISSEMINADA
  - Agentes imunossupressores, corticosteróides.

MIXOMA ODONTOGÉNICO

O mixoma odontogénico é um tumor benigno infiltrativo do osso que ocorre quase exclusivamente nos ossos maxilares e compreende 3% a 6% dos tumores odontogénicos.[82]

Esta neoplasia é mesenquimal, e o componente mixomatoso é de natureza gelatinosa. O epitélio odontogénico pode ocorrer ocasionalmente no estroma.

Os mixomas ocorrem mais frequentemente na mandíbula, sendo a área dentária a mais afetada. Apresenta-se como uma radiolucência multilocular com septos ósseos internos bem desenvolvidos que podem ser perdidos à medida que a lesão cresce. Pode ocorrer reabsorção radicular e deslocação dos dentes.

Caraterísticas

A queixa principal é a expansão lenta e indolor da mandíbula, com possível espalhamento, afrouxamento e migração dos dentes. Ocasionalmente, observa-se reabsorção radicular.[83,84] Os sintomas são dormência labial (rara) e dor (ocasional). A maioria ocorre entre os 10 e os 50 anos de idade. A idade média varia entre os 25 e os 35 anos, podendo haver uma ligeira preferência pelo sexo feminino.[83,84]

A maioria situa-se nas áreas dentárias e a relação aproximada entre as lesões maxilares e mandibulares foi registada como sendo de 3:4.

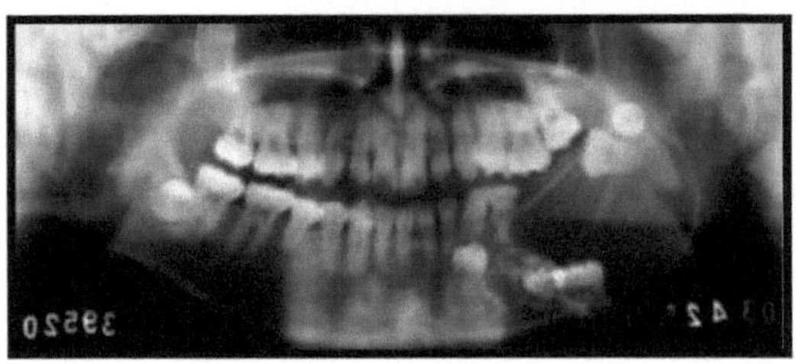

Radiograficamente, o mixoma odontogénico pode apresentar vários padrões: unicístico, multilocular, pericoronal (menos frequentemente) e radiolúcido-radiopaco (raro).[83] A trabeculação intralesional fina ocorre na maioria dos exemplos multiloculares, bem como em alguns dos tipos unicísticos, como um padrão de bolha de sabão, favo de mel ou raquete de ténis.

Os tipos uniloculares e multiloculares ocorrem com uma frequência aproximadamente igual, sendo que os uniloculares tendem a ser pequenos e localizam-se maioritariamente na região anterior e os multiloculares na região posterior. As margens podem ser mal ou bem definidas, tendo sido observada esclerose das margens em alguns casos. O tumor pode apresentar-se em forma de vieira entre as raízes dos dentes.[83]

O mixoma odontogénico expande as placas corticais, manifestando-se como um aumento suave do osso alveolar e basal.

Por vezes, perfura a placa cortical e produz uma superfície bosselada. O tumor em expansão é macio à palpação quando as placas são destruídas e dá uma impressão de flutuação. A aspiração é improdutiva.

Diagnóstico diferencial

Se houver uma imagem em favo de mel ou em forma de raquete de ténis, o mixoma, juntamente com o ameloblastoma e o hemangioma intraósseo, deve ser especialmente considerado. A variante em favo de mel do mixoma geralmente mostra trabeculações finas dentro dos pequenos lóbulos, que não estão presentes no ameloblastoma. Uma vez que o mixoma ocorre como uma lesão solitária, geralmente

numa faixa etária um pouco mais velha, deve ser evitada a confusão desta lesão com as múltiplas lesões do querubismo. O granuloma de células gigantes ocorre mais frequentemente nas regiões anteriores dos maxilares, enquanto o mixoma é visto mais frequentemente no ramo e na área pré-molar e molar da mandíbula.

Gestão

As recidivas do mixoma odontogénico são bastante comuns, tendo sido relatadas em 25% dos pacientes tratados. Aparentemente, esse comportamento é uma consequência da tendência do tumor de se espalhar para os espaços medulares circundantes. Para minimizar as recidivas, a ressecção do tumor com uma quantidade generosa de osso circundante é necessária em lesões extensas. Muitas vezes, os dentes da região devem ser incluídos na secção. Muitos casos são tratados com sucesso, no entanto, com enucleação e curetagem. O tumor não responde à radiação.

OSTEOMA OSTEÓIDE

Jaffe foi o primeiro a descrever o osteoma osteoide como uma entidade específica em 1935.11 Cerca de 80% dos casos de osteoma osteoide ocorrem em ossos longos, enquanto menos de 1% ocorre nos maxilares.[85]

O sintoma mais frequentemente relatado do osteoma osteoide é a dor, que pode ser contínua ou intermitente. A dor é muitas vezes maçadora e aborrecida, agravando-se frequentemente à noite.

CARACTERÍSTICAS HISTOPATOLÓGICAS

Huvos descreve três fases evolutivas distintas de ossificação. A **fase inicial** é caracterizada pela presença de osteoblastos proeminentes em proliferação ativa e densamente compactados num estroma altamente vascularizado. Na **fase intermédia**, o osteoide é depositado entre os osteoblastos. Na **fase madura** da lesão, o osteoide é transformado em trabéculas compactas e bem calcificadas de um osso atípico, que são histologicamente peculiares porque não são nem tipicamente tecidas nem tipicamente lamelares.

CARACTERÍSTICAS RADIOGRÁFICAS

O aspeto radiográfico do osteoma osteoide ajuda no seu diagnóstico. Jaffe afirmou que o nidus era mais radiolúcido do que radiopaco e que estava rodeado por uma radiopacidade reactiva que se estendia a uma distância variável do nidus. A lesão menos madura tinha maior probabilidade de ter um nidus radiopaco, enquanto o osteoma osteoide totalmente maduro tinha um nidus radiolúcido. A calcificação do osteoide no último

As fases de desenvolvimento resultaram num corpo opaco central, que variava em densidade à medida que a calcificação progredia. Stafne descreveu as caraterísticas radiográficas como um nidus radiopaco rodeado por uma área de osso denso. No nosso caso, a imagem radiográfica era a de uma radiopacidade bem definida com rebordo radiolúcido, mostrando um nidus radiopaco central rodeado por um rebordo radiolúcido.

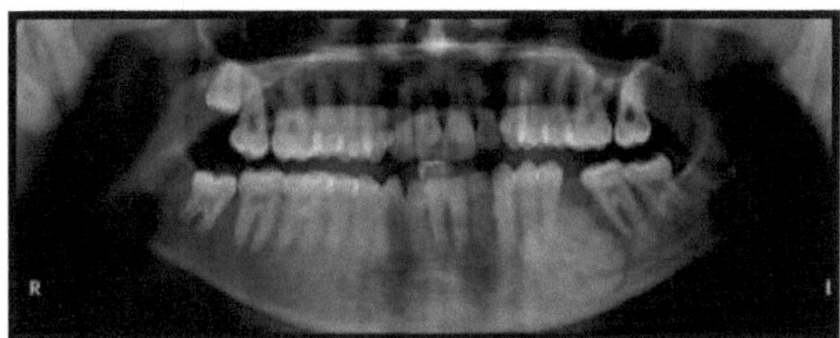

Diagnóstico diferencial

- fibroma ossificante,
- osteosclerose idiopática,
- cementoblastoma,
- odontoma complexo,
- osteoblastoma, e
- osteoma osteoide

Normalmente, após a excisão da lesão, não há recorrência. Embora a transformação maligna seja muito rara, foi relatado um caso na literatura, que se transformou num osteoblastoma agressivo (de baixo grau).

CONCLUSÃO

As lesões dos maxilares são bastante comuns na prática radiológica. Familiarizar-se com as diferentes condições e o seu aspeto na imagiologia pode ajudar os radiologistas a chegar a um diagnóstico diferencial razoável.

As radiolucências mistas continuam a ser um tema de grande interesse para os clínicos e histopatologistas há décadas. Estas condições não podem ser diagnosticadas apenas pela aparência clínica. As radiolucências periapicais podem representar variações anatómicas, condições benignas, condições sistémicas e também doenças malignas.

O diagnóstico deve basear-se em caraterísticas clínicas, radiológicas e microbiológicas. Apesar dos passos gigantescos dados no domínio da imagiologia, continua a existir a possibilidade de um clínico inexperiente poder, muitas vezes, diagnosticar incorretamente uma patologia grave. Assim, é muito importante que o clínico tenha um conhecimento sólido das várias caraterísticas radiográficas do dente e das suas estruturas de suporte. A utilização adequada de meios auxiliares de diagnóstico e a observação cuidadosa ajudarão certamente o dentista a chegar a um diagnóstico correto e a prestar um tratamento de qualidade aos pacientes.

Algumas destas radiolucências periapicais representam marcos/ variações anatómicas normais inocentes, enquanto outras são causadas por condições patológicas. Outras ainda representam condições de doença sistémica que, muitas vezes, se tornam a responsabilidade e a obrigação do médico dentista de reconhecer e chamar a atenção dos pacientes

médico. Os tumores malignos representam um grupo muito pequeno nestas sombras e a deteção, reconhecimento e tratamento precoces representam a única esperança para o doente.

A elevada incidência e o vasto espetro de condições que acusam radiolucências periapicais fazem com que todos os médicos dentistas adquiram um conhecimento de trabalho vasto e abrangente destas condições. Por conseguinte, é obrigatório que todos os médicos dentistas sigam abordagens sistemáticas para avaliar as relações anatómicas complexas apresentadas nos vários tipos de radiografias para detetar anomalias.

A sintomatologia, a localização e a recorrência são os principais factores de discriminação entre estas entidades, uma vez que têm frequentemente caraterísticas histológicas semelhantes e, em alguns casos, caraterísticas radiográficas semelhantes. Assim, os factores discriminatórios radiográficos subtis desempenham um papel importante no processo de diagnóstico quando se depara com estes tipos de lesões.

O diagnóstico das lesões radiopacas dos maxilares pode ser abordado através da categorização da lesão de acordo com o seu aspeto, relação com os dentes e localização exacta em relação aos dentes. A maioria das lesões radiopacas dos maxilares tem um aspeto imagiológico caraterístico. É importante conhecer a distribuição demográfica destas lesões e as suas caraterísticas clínicas associadas, bem como a abordagem radiológica, para explorar a "terra incógnita" das lesões radiopacas dos maxilares.

REFERÊNCIAS

1. Differential Diagnosis of oral and Maxillofacial lesions, Norman K. Wood e Paul W. Goaz, 5th edition.

2. Bernaerts A, Vanhoenacker FM, Hintjens J, Chapelle K, Salgado R, De BF, De AS. Tumores e lesões semelhantes a tumores da mandíbula: lesões radiolúcidas. JBR-BTR: órgão da Sociedade Real Belga de Radiologia (SRBR)= órgão da Associação Belga de Radiologia (KBVR). 2006;89(2):81-90.

3. Diretriz AR. Lesões unicísticas dos maxilares: um guia radiográfico. Jornal da Academia Indiana de Medicina Oral e Radiologia. 2010 Oct;22(4):S31-36.

4. Eversole LR, Stone CE, Strub D. Osteomielite esclerosante focal/osteopetrose periapical focal: padrões radiográficos. Cirurgia Oral, Medicina Oral, Patologia Oral. 1984 Oct 1;58(4):456-60.

5. Dib LL, Curi MM, Chammas MC, Pinto DS, Torloni H. Avaliação ultra-sonográfica de lesões ósseas dos maxilares. Cirurgia Oral, Medicina Oral, Patologia Oral, Radiologia Oral e Endodontologia. 1996 Sep 1;82(3):351-7.

6. Piattelli A. Fibroma ossificante como lesão periapical mista radiolúcida-radiopaca.

Jornal de endodontia. 1996;3(22):145-6.

7. Waldron CA, Giansanti JS. Lesões fibro-ósseas benignas da mandíbula: Uma revisão clínica, radiológica e histológica de 65 casos. Oral Surg Oral Med Oral Pathol 1973;35:190-201.

8. Draiz iC R, Minic AJ. Displasia cemento-óssea focal na maxila simulando granuloma periapical. Oral Surgery, Oral Medicine, Oral Pathology, Oral

Radiology, and Endodontology. 1999 Jul 1;88(1):87-9.

9. Carroll MJ, Terry RM. Osteossarcoma da maxila. *British Dental Journal.* 1983; 155: 349-350.

10. Zhang J, Wang H, He X, Niu Y, Li X. Exame radiográfico de 41 casos de mixomas odontogénicos com base em radiografias convencionais. Radiologia Dentomaxilofacial. 2007 Mar;36(3):160-7.

11. Marwah N, Agnihotri A, Dutta S. Central haemangioma: Uma visão geral e relato de caso. Pediatr Dent 2006;28:460-6

12. Tanaka R, Hayashi T. Achados de tomografia computorizada de osteomielite crónica envolvendo a mandíbula: correlação com achados histopatológicos. Radiologia Dentomaxilofacial. 2008 Feb;37(2):94-103.

13. Brazão-Silva M, Fernandes A, Faria P, Cardoso S, Loyola A. Sarcoma de Ewing da mandíbula em uma criança pequena. Revista Brasileira de Odontologia. 2010;21(1):74-79.

14. Alsufyani NA, Lam EW. Displasia óssea (cemento-óssea) dos maxilares: análise clínica e radiográfica. J Can Dent Assoc. 2011;77:b70.

15. Bhandari R, Sandhu SV, Bansal H, Behl R, Bhullar RK. Displasia cemento-óssea focal mascarada como um quisto residual. Medicina dentária clínica contemporânea. 2012 Abr;3(Suppl1):S60.

16. Eskandarloo A, Yousefi F. Achados de TCFC de displasia cemento-óssea periapical: relato de um caso. Imaging science in dentistry. 2013 Sep 1;43(3):215-8.

17. Yazicioglu D, Tuzuner-Oncul AM, Ucok C, Dereci O. Focal cemento-osseous

dysplasia: a case report and literature review. Saúde. 2010 Aug 25;2(08):941.

18. Mohanty S, Gupta S, Kumar P, Sriram K, Gulati U. Análise retrospetiva de fibroma ossificante dos ossos maxilares durante um período de 10 anos com revisão da literatura. Jornal de cirurgia maxilofacial e oral. 2014 Dec;13(4):560-7.

19. Mosier KM. Lesões da mandíbula. InSeminars in Ultrasound, CT and MRI 2015 Oct 1 (Vol.

36, No. 5, pp. 444-450). WB Saunders.

20. Silva K, Alves A, Correa M, Etges A, Vasconcelos AC, Gomes AP, Tarquinio S. Análise retrospetiva de biópsias de mandíbula em adultos jovens. Um estudo de 1599 casos no sul do Brasil. Medicina Oral, Patologia Oral e Cirurgia Bucal. 2017 Nov;22(6):e702.

21. Kharsan V, Madan RS, Rathod P, Balani A, Tiwari S, Sharma S. Grande fibroma ossificante do osso maxilar: relato de um caso raro. O Jornal Médico Pan-Africano. 2018;30.

22. Mao WY, Lei J, Lim LZ, Gao Y, Tyndall DA, Fu K. Comparação das caraterísticas radiográficas e da precisão de diagnóstico das lesões intra-ósseas dos maxilares em radiografias panorâmicas e CBCT. Radiologia Dentomaxilofacial. 2021 Feb 1;50(2):20200165.

23. Lal B, Kumar RD, Alagarsamy R, Sundaram DS, Bhutia O, Roychoudhury A. Papel da solução de Carnoy como adjuvante de tratamento em lesões dos maxilares que não o queratocisto odontogénico: uma revisão sistemática. Jornal Britânico de Cirurgia Oral e Maxilofacial. 2021 Sep 1;59(7):729-41.

24. Mortazavi H, Baharvand M, Rahmani S, Jafari S, Parvaei P. Radiolucent rim as a possible diagnostic aid for differentiating jaw lesions. Imaging science in dentistry. 2015 Dec 1;45(4):253-61.
25. Waldron CA (1993) Lesões fibro-ósseas dos maxilares. Jornal de Cirurgia Oral e Maxilofacial 51, 828-35.
26. Kramer IRH, Pindborg JJ, Shear M (1992) The WHO histological typing of odontogenic tumours: a commentary on the second edition. Cancro 70, 2988-94.
27. Eleazer PD, Glickman GN, McClanahan SB, Webb TD, Justman BC (2012) Glossário de termos endodônticos, 8ª ed.. Chicago, IL: Associação Americana de Endodontistas.
28. Falace DA, Cunningham CJ (1984) Displasia cementária periapical: ocorrência simultânea em múltiplos dentes maxilares e mandibulares. Jornal de Endodontia 10, 455-6.
29. Robinson HBG (1956) Osseous Dysplasia: reaction of bone to injury (Displasia óssea: reação do osso à lesão). Jornal de Cirurgia Oral 14, 3- 14.
30. Sapp JP, Eversole LR, Wysocki GP (2002) Bone Lesions. In: Contemporary Oral and Maxillofacial Pathology (Patologia Oral e Maxilofacial Contemporânea), 2ª ed., St. St. Louis, EUA: Mosby, pp 95-7.
31. Eversole LR. Esboço clínico de patologia oral. 4ª Edição. Shelton (CT): People's Medical Publishing House; 2011.
32. White SC, Pharoah MJ. Radiologia oral: princípios e interpretação. 7ª Edição.

St. Louis (MO): Elsevier; 2014.

33. Neville BW, Damm DD, Allen CM, et al. Patologia oral e maxilofacial. 3ª edição. St Lou (MO): Saunders, Elsevier; 2009.

34. Monti LM, Souza AM, Soubhia AM, et al. Cementoblastoma: relato de caso em dente decíduo. Oral Maxillofac Surg 2013;17(2):145-9.

35. Lemberg K, Hagstrom J, Rihtniemi J, et al. Cementoblastoma benigno num molar inferior primário, uma raridade. Dentomaxilofac Radiol 2007;36(6):364-6.

36. Iannaci G, Luise R, Iezzi G, et al. Cementoblastoma múltiplo: relato de um caso raro.

Case Rep Dent 2013;2013:828373.

37. Ohki K, Kumamoto H, Nitta Y, et al. Cementoblastoma benigno envolvendo múltiplos dentes maxilares: relato de um caso com revisão da literatura. Oral Surg Oral

Med Oral Pathol Oral Radiol 2004;97(1):53-8.

38. Biggs JT, Benenati FW. Tratamento cirúrgico de um cementoblastoma benigno com retenção do dente envolvido. J Am Dent Assoc 1995;126(9):1288-90.

39. Gulses A, Bayar GR, Aydin C, et al. Um caso de um cementoblastoma benigno tratado por enucleação e apicoectomia. Gen Dent 2012;60(6):e380-2.

40. Melrose RJ, Abrams AM, Mills BG. Displasia óssea florida. Um estudo clínico-patológico

de trinta e quatro casos. Oral Surg Oral Med Oral Pathol 1976;41(1):62-82.

41. Young SK, Markowitz NR, Sullivan S, et al. Cementoma gigantiforme familiar:

classificação e apresentação de um grande pedigree. Oral Surg Oral Med Oral Pathol 1989;68(6):740-7.

42. Thakkar NS, Horner K, Sloan P. Ocorrência familiar de displasia cementária periapical. Virchows Arch A Pathol Anat Histopathol 1993;423(3):233-6

43. Pitak-Arnnop P., Dhanuthai K., Chaine A., Bertrand J., Bertolus C. Displasia óssea florida: Relato de um caso de celulite aguda; Med Oral Pathol Oral Cir Bucal. 2009 Sep 1;14 (9):e461-4.

44. Bencharit S, Schardt-Sacco D, Zuniga JR, et al. Reabilitação cirúrgica e protética de um paciente com displasia cemento-óssea florida agressiva: um relatório clínico. J Prosthet Dent 2003;90(3):220-4.

45. Daley TD, Wysocki GP, Pringle GA: Relative incidence of odontogenic tumors and oral and jaw cysts in a Canadian population, *Oral Surg* 77:276-280, 1994.

46. Regezi JA, Kerr DA, Courtney RM: Tumores odontogénicos: análise de 760 casos, *J Oral Surg* 36:771-778, 1978.

47. Minderjahn A: Incidência e diferenciação clínica dos tumores odontogénicos, *MaxillofaeSurg7:142-150,* 1979.

48. Gunhan O, Celasun B. Fibro-odontoma ameloblástico. Relato de caso. Aust Dent J 34: 29-31, 1989.

49. Dhanuthai K, Kongin K. Fibro-odontoma ameloblástico: relato de um caso. Journal of Clinical Pediatric Dentistry. 2005 Sep 1;29(1):75-7.

50. Slootweg PJ. Uma análise da inter-relação dos tumores odontogénicos mistos - fibroma ameloblástico, fibro-odontoma ameloblástico e os odontomas. Cirurgia Oral, Oral

Medicina, Patologia Oral. 1981 Mar 1;51(3):266-76.

51. Hawkins PL, Sadeghi EM. Fibro-odontoma ameloblástico: relato de caso. Jornal de Cirurgia Oral e Maxilofacial. 1986 Dec 1;44(12):1014-9.

52. Howell RM, Burkes Jr EJ. Transformação maligna de fibro-odontoma ameloblástico em fibrossarcoma ameloblástico. Oral Surgery, Oral Medicine, Oral Pathology. 1977 Mar 1;43(3):391-401.

53. Hutt PH. Fibro-odontoma ameloblástico: relato de um caso com acompanhamento documentado de quatro anos. Jornal de Cirurgia Oral e Maxilofacial. 1982 Jan 1;40(1):45-8.

54. Philipsen HP, Reichart PA: Tumor odontogénico adenomatóide: factos e números. *Oral Oncol* 1998, 35:125-131.

55. Larson A, Swartz K, Heikinheimo K: Um caso de múltiplas lesões dos ossos maxilares semelhantes a AOT num doente jovem - uma nova entidade odontogénica *J Oral Pathol Med* 2003, 32:55-62.

56. Blumenthal NM, Mostofi R: Reparação de um defeito intraósseo de um tumor odontogénico adenomatóide. *JPeriodontol* 2000,71:1637-1640.

57. Franklin CD, Pindborg JJ. O tumor odontogénico epitelial calcificante: uma revisão e análise de 113 casos. Oral Surg Oral Med Oral Pathol 1976;42:753-65.

58. Chomette G, Auriol M, Guilbert F. Estudo histoenzimológico e ultra-estrutural de um tumor odontogénico epitelial calcificante bifocal: Caraterísticas das células epiteliais e histogénese do material de tipo amiloide. Virchows Arch A Pathol Anat Histopathol 1984;403:67-76.

59. Chen Y, Li TJ, Gao Y, Yu SF. Fibroma ameloblástico e lesões relacionadas: um estudo clinicopatológico com referência à sua natureza e inter-relação. J Oral Pathol Med. 2005;34:588-95.

60. Chen HS, Wang WC, Lin YJ, Chen YK, Lin LM. Fibro-dentinoma ameloblástico gengival -

Relato de um caso em uma criança. Int J Pediatr Otorhinolaryngol. 2006;1:15-

8.

61. Philipsen HP, Reichart PA, Praetorius F. Tumores Odontogénicos Mistos e Odontomas. Considerações sobre a Inter-relação. Revisão da Literatura e Apresentação de 134 Novos Casos de Odontomas. Oral Oncol. 1997;33:86-99.

62. Ahmed M, Sadat SM, Rita SN. Fibro-deninoma ameloblástico da mandíbula: Um relato de caso. J Bangaladesh Coll Phys Surg. 2006;24:119-21

63. Akal U, Gunhan O, Guler M. Iibrodentinoma ameloblástico: Relato de dois casos. Int J Oral Maxillofac Surg 1997;26:455-7

64. Hudson JW. Osteomielite dos maxilares: Uma perspetiva de 50 anos. J Oral Maxillofac Surg 1993; 51: 1254-1301.

65. Marciani RD, Ownby HE: Osteoradionecrose dos maxilares, *J Oral Maxillofac Slirg* 44:218-223, 1986.

66. Marx RE, Johnson RP, Kline SN: Prevention of osteoradionecrosis: a randomized prospective clinical trial of hyperbaric oxygen versuspenicillin, *JAm Denl Assoc* III :49-54, 1985.

67. Summerlin DJ, Tomich CE. Displasia cemento-óssea focal: um estudo

clinicopatológico de 221 casos. Oral Surg Oral Med Oral Pathol 1994;78(5):611-20.

68. Goldberg MH, Sperling A. Deslocamento grosseiro do canal mandibular: um sinal radiográfico de doença óssea fibro-óssea benigna. Oral Surgery, Oral Medicine, Oral Pathology. 1981 Mar 1;51(3):225-8.

69. Garrington GE, Scofield HH, Cornyn J, Hooker SP. Osteossarcoma dos maxilares. Análise de 56 casos. Cancer. 1967;20(3):377-91.

70. Kabani SP, Pollack RP. Osteossarcoma apresentando-se como formação óssea supracrestal.

Jornal de periodontologia. 1994 Jan 1;65(1):93-6.

71. Singaraju S, Jain S, Singaraju M. Hemangioma central: Um relato de caso e revisão da literatura. Jornal da Sociedade Indiana de Pedodontia e Odontologia Preventiva. 2016;34(1):87.

72. Shira RB, Guernsey LH. Hemangioma cavernoso central da mandíbula: Relato de um caso. J Oral Surg 1965;23:636-42.

73. Sadowsky D, Rosenberg RD, Kaufmen J, Levine BC, Friedman JM. Hemangioma central da mandíbula. Revisão da literatura, relato de caso e discussão. Oral Surg Oral Med Oral Pathol 1981;52:471-7.

74. Hayward JR. Hemangioma cavernoso central da mandíbula: Relato de quatro casos. J Oral Surg 1981;39:526-32.

75. Yih WY, Ma GS, Merill RG, Sperry DW. Hemangioma central dos maxilares. J Oral Maxillofac Surg 1989;47:1154-60.

76. Whear NM. Hemangioma condilar: Relato de um caso e revisão da literatura.

Br J Oral Maxillofac Surg 1991;29:44-7.

77. Gorlin RJ, Goldman HM. In: Thoma KH, Goldman HM, eds. Thoma's Oral Pathology (Patologia Oral de Thoma). 6ª edição. St. Louis, Mo: CV Mosby Company; 1971:564-6.

78. Hirzot JM. Hemangioma cavernoso do osso. Ann Surg 1917;65:476-7

79. Lopes SL, Almeida SM, Costa AL, Zanardi VA, Cendes F. Achados imaginológicos do sarcoma de Ewing na mandíbula. J Oral Sci 2007;49:167-171.

80. Wood RE, Nortje CJ, Hesseling P, Grotepass F. Tumor de Ewing da mandíbula. Oral Surg Oral Med Oral Pathol 1990;69:120-127.

81. Yalcin S, Turoglu HT, Ozdamar S, Sadikoglu Y, Gurbuzer B, Yenici O. Tumor de Ewing da mandíbula. Oral Surg Oral Med Oral Pathol 1993;76:362-367.

82. Regezi JA, Kerr DA, Courtney RM: Odontogenic tumors: analysis of 706 cases, *.I Oral Sur!!,* 36:771-778, 1978.

83. Peltola J, Magnusson B, Happonen R-P, Borrman H: Mixoma odontogénico: um estudo radiográfico de 21 tumores, *Br J Oral Maxillofac Surf!* 32:298-302, 1994.

84. Harder F: Myxomas of the jaws, *Int J Oral Surg* 7: 148-155, 1978

85. Ida M. Osteoma osteoide na mandíbula. Radiologia Dento maxilofacial 2002;31(3):85e387.

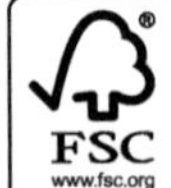

MIX
Papier aus verantwortungsvollen Quellen
Paper from responsible sources
FSC® C105338

Printed by Books on Demand GmbH, Norderstedt / Germany